血管を強くする
循環系ストレッチ

重塑
健康體態、
營造
舒適生活！

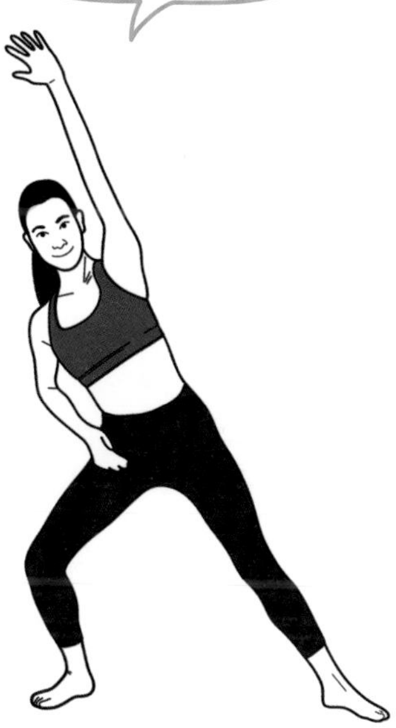

10分鐘伸展操

美國運動醫學會認證運動生理學士、
肌力與體能訓練師

中野・詹姆士・修一 著

糖尿病專科醫師、
日本醫師會認證健康運動醫師

田畑尚吾 監修

循環系統伸展操

這個時代需要作為特效藥的運動「處方」

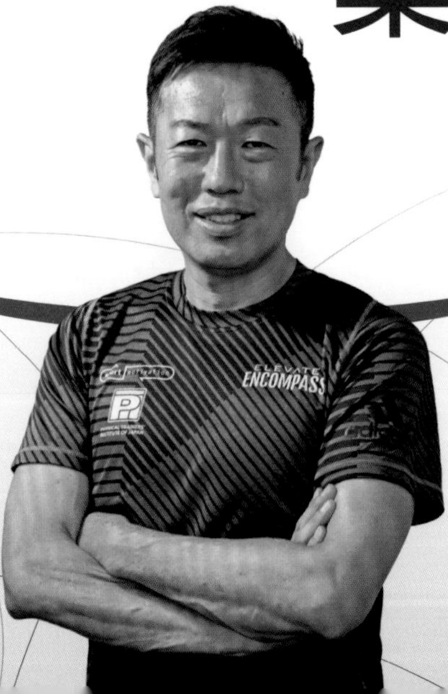

雖然「人生100年時代」來臨，但活得更長久不代表身體不會衰退，或者不適症狀會自行消失，反而得抱著身體各種疑難雜症，一天一天過日子。這時候最需要的是擁有自己保養身體的智慧。

若不採取任何對策，很可能面臨半數以上（56・８％）的國民死亡、罹患癌症、心臟疾病、腦血管疾病、高血壓、糖尿病、腎臟疾病、肝臟疾病等慢性病（厚生勞動省「２０２１年人口動態統計月報概況」）。

慢性病沒有特效藥，因為這些病症通常都是日常生活習慣所引起。雖然大家明知運動能夠降低慢性病的風險，但我也清楚知道非常多人「不知道具體該怎麼做才好」，或者「缺乏動力」。

於是，基於特效藥的概念，我特地為這些人構思了「循環系統伸展操」。接下來我將為大家介紹這套效果好到連我自己也感到驚訝的伸展操。

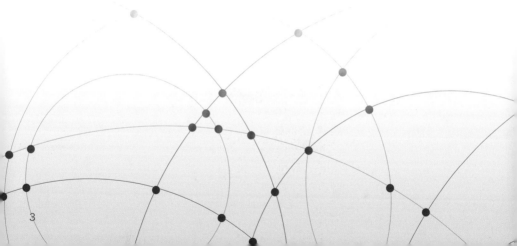

醫生也大推的循環系統伸展操

循環系統伸展操是一套作用於生活習慣紊亂和年齡增長引起的血流減少、血管老化現象，進而從身體內部促進健康的運動計畫。為了驗證伸展操的效果，在本書監製田畑尚吾醫師的協助下，以診所患者為對象進行監測實驗。

田畑醫師是糖尿病專科醫師，也是國際奧林匹克委員會（ＩＯＣ）認證的運動醫學醫師，除此之外，更是一名擅長長跑和越野滑雪的業餘運動員。擁有深厚的運動知識和理解力。

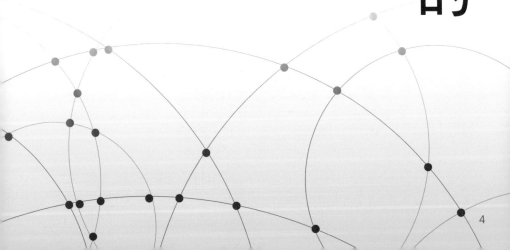

基於這些背景，田畑醫師於２０２１年成立私人診所，並設置當時全國罕見且先進的健身房，積極引進運動療法。

從監測實驗的結果發現多數患者在體重、體脂肪、血壓等方面都有所改善，透過ＣＡＶＩ（心臟〈Cardio〉至腳踝〈Ankle〉動脈〈Vascular〉硬化指標〈Index〉的簡稱）檢測儀，也發現動脈硬化指標數值有逐漸趨於正常的傾向。另一方面，糖尿病患者的監測數據顯示血糖值不再劇烈波動，從整體結果看來是具有改善成效。

儘管有學者指出「要成為實證醫學，還必須持續觀察且增加樣本數」，但田畑醫師表示「循環系統伸展操具有改善血管功能的效果，相信有助於預防將來可能發生的疾病」。

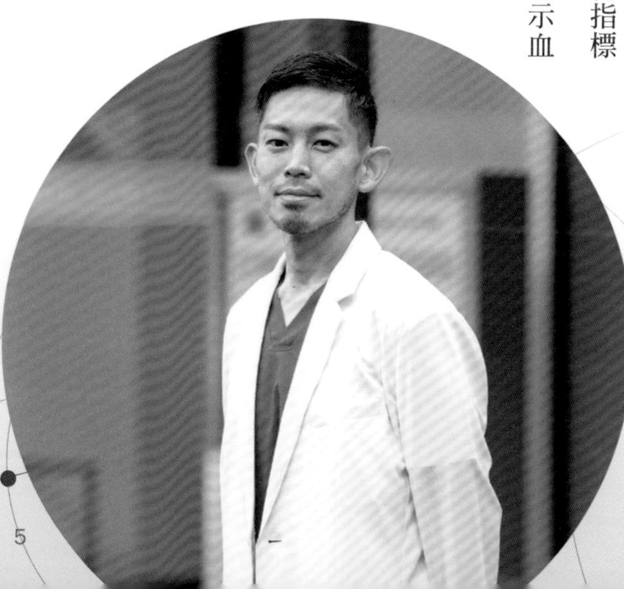

田畑尚吾

曾服務於自治醫科大學附屬埼玉醫療中心、慶應義塾大學醫學部運動醫學綜合中心、北里研究所醫院，並於2021年擔任東京奧林匹克和帕拉林匹克選手村醫療中心的內科醫師。同年10月自行開業，成立田畑診所。

疏通血管的「幹線通路」，血液一路暢流

沒有運動習慣的人或不擅長從事體育活動的人，都能在短時間內有效提高血流速度，這就是循環系統伸展操的最大優點。

發揮效果的祕訣在於「活動部位」。

隨著ＩＴ產業和家電的發展，日常生活中我們活動身體的機會大幅減少，肩胛骨、脊柱、髖關節等原本能夠大動作擺動的部位，現在的活動範圍都逐漸縮小，導致這些部位的肌肉也逐漸萎縮變僵硬。實際上，這３個部位附近匯集了名為「幹線通路」的大血管，以及許多淋巴結。

換句話說，若要促進良好的血液循環，最有效的方式是積極活動這些登場機會日漸減少的重要關節。

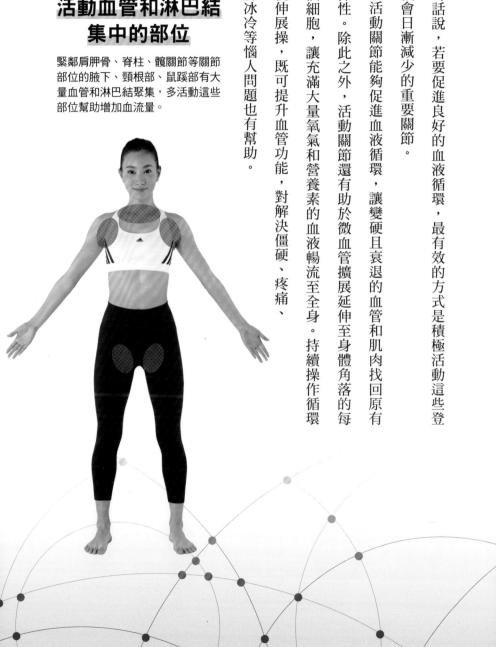

活動關節能夠促進血液循環，讓變硬且衰退的血管和肌肉找回原有的彈性。除此之外，活動關節還有助於微血管擴展延伸至身體角落的每一個細胞，讓充滿大量氧氣和營養素的血液暢流至全身。持續操作循環系統伸展操，既可提升血管功能，對解決僵硬、疼痛、手腳冰冷等惱人問題也有幫助。

活動血管和淋巴結集中的部位

緊鄰肩胛骨、脊柱、髖關節等關節部位的腋下、頸根部、鼠蹊部有大量血管和淋巴結聚集，多活動這些部位幫助增加血流量。

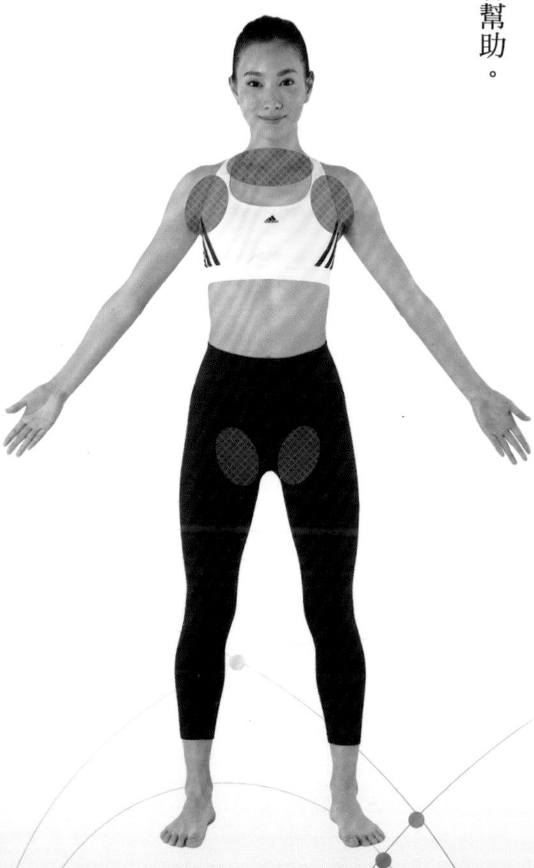

重複的動作改善阻塞的血液循環

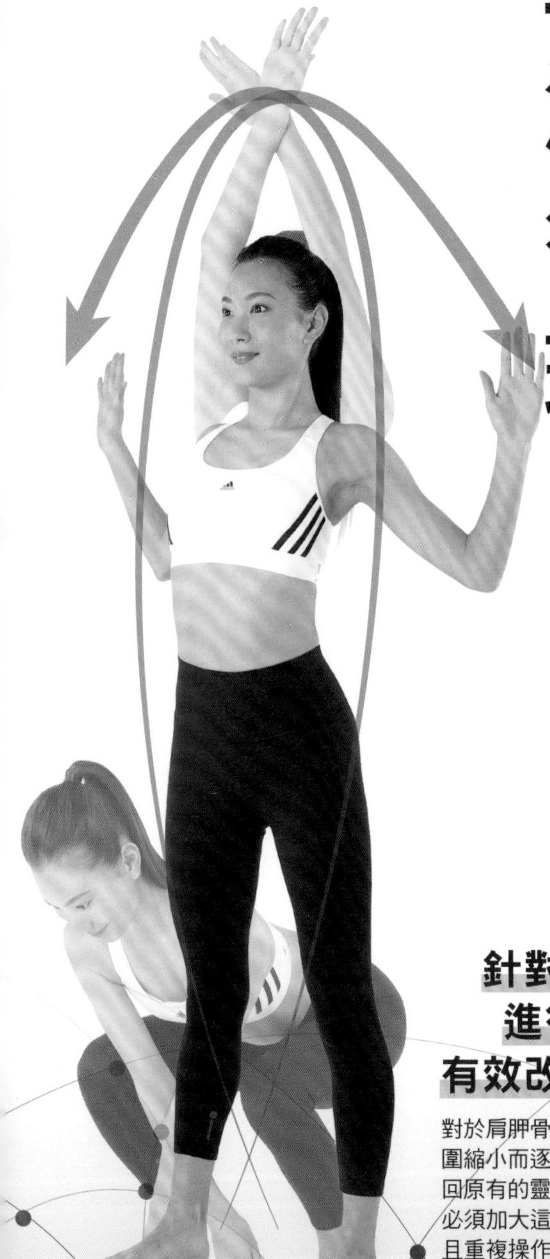

針對同樣部位進行刺激，有效改善血液循環

對於肩胛骨等因日常生活中活動範圍縮小而逐漸衰退的部位，若要找回原有的靈活度並促進血液循環，必須加大這些部位的動作幅度，並且重複操作數十次。

循環系統伸展操旨在讓肌肉的幫浦作用發揮到極致，並且有效增加血流量。深思熟慮如何活動身體、活動哪個部位、最佳活動順序後，設計出這套伸展操。舉例來說，從小肌肉開始活動，循序漸進至大肌肉；大幅度上下活動頭部的一連串動作，每一個動作的順序和活動時機都具有特別意義。

再來，重要關鍵即是反覆操作同樣的動作。

畢竟僅僅數次的刺激並不足以促使阻塞的血流變順暢。如果只做了幾次就停止，那好不容易略微疏通的血流可能又再次阻塞。唯有重複進行相同動作，才能發揮幫浦作用促使血液順暢流動，充沛的血液也才得以輸送至全身每一個細胞。

首先，讓我們以循環系統伸展操取代每天早上的廣播體操。身體因為溫度上升而流汗，您也會確實感受到血液循環順暢帶來的舒適感。

1次10分鐘，隨時隨地輕鬆獲得成效

1次10分鐘左右，就能促使血液順暢流動，衰退的身體部位也會逐漸獲得改善。循環系統伸展操致力於短時間內發揮成效。

根據針對糖尿病患者進行運動療法的調查報告顯示，6成患者表示若要維持並持續運動，最需要的是「時間」，而沒有進行運動療法的4成患者也表示「不運動的理由」是因為「沒有時間」。

深知運動對身體有益，也有想要運動的意願，但每天堆積如山的工作和家事讓人感到精疲力竭，根本沒有餘力再做其他事，這是目前多數人面臨的困擾。

在這種情況下，循環系統伸展操是最適合您的運動項目。世界上有許多打造身強體健的運動方式，有充分的時間和體力的人、本身熱愛鍛鍊身體的人，當然可以花時間好好進行鍛鍊，然而多數人並非如此。

「效果」與「繼續率」之間的平衡很重要

想要獲得運動效果，最重要的是能夠「繼續」下去。如果能在不改變現有生活習慣的狀態下改善身體，相信持續的機率肯定有所提升。而循環系統伸展操最大優點是即便「有意願卻無法持續、運動好麻煩、討厭運動」的人，也能在家輕鬆做，不需要特意更換運動服，也無須出門。

從下一頁開始將為大家介紹一些監測數據，請大家務必詳閱。

Medical Exercise to Improve Blood Flow

循環系統伸展操 監測數據 ①

血壓下降

62歲

進行循環系統伸展操前的血壓

上 140
下 90

-9 上 131
-8 下 82

進行循環系統伸展操後的血壓

67歲

進行循環系統伸展操前的血壓

上 155
下 85

-19 上 136
-8 下 77

進行循環系統伸展操後的血壓

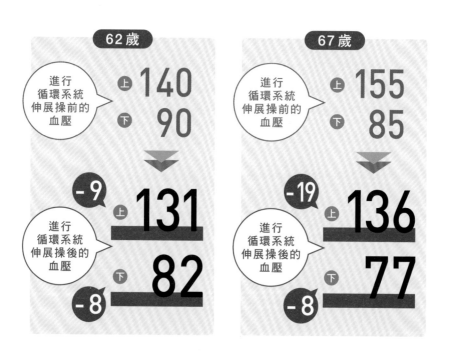

據說20歲以上的日本國民中，每2人就有1人罹患※高血壓。這是日本人最常見的慢性病，同抽菸一樣是致命危險因子。

血壓高低取決於心臟推送血液的力量和血管的彈性。假設血管柔軟且血液清澈，血壓會維持在正常範圍內，但血管硬化且血液黏稠，造成血流不順暢時，血壓就容易上升。持續處於高血壓狀態，血管壁逐漸變硬，最終演變成動脈硬化。

這次針對高血壓患者進行3個月的循環系統伸展操監測實驗，結果顯示血壓數值確實有逐漸改善的趨勢。

「其中一位患者有肥胖和高血壓問題，另外一位患者因高血壓和高血脂症接受治療中。在治療內容不變的情況下，請他們進行3個月的循環系統伸展操，發現他們每個月的血壓數值逐漸改善並趨於正常。」（田畑尚吾醫師）

※資料來源：厚生勞働省「2019年國民健康・營養調查」

Medical Exercise to Improve Blood Flow

循環系統伸展操 監測數據 ❷

抑制血糖值劇幅波動

未進行循環系統伸展操 1天之中的血糖值起伏

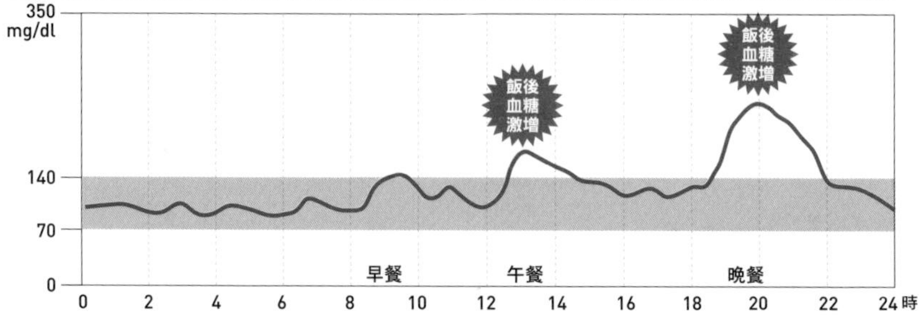

進行循環系統伸展操 1天之中的血糖值起伏

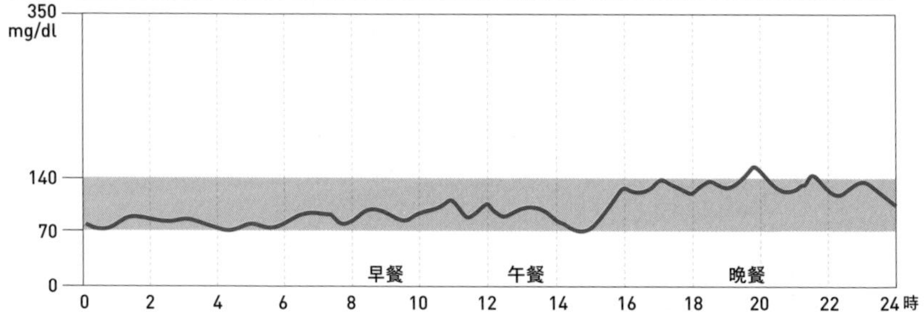

日本的糖尿病患者數量正快速增加中，據說連同糖尿病前期患者在內，人數高達2500萬人。

糖尿病是一種血液中葡萄糖濃度升高的疾病，多數患者有飯後血糖數值偏高的情況。身體健康的情況下，即使有大量葡萄糖流進血液中，通常在胰臟分泌的胰島素作用下都能有效抑制血糖上升。但胰島素分泌減少或作用力變差，就容易造成血液中葡萄糖過剩現象。假設每次用餐後血糖值就飆升，血液中過多糖分會使血液變濃稠，進而破壞血管。

針對診所中第二型糖尿病患者施以進行循環系統伸展操治療，為期2週且24小時監測血糖數值，結果顯示進行伸展操與未進行伸展操，血糖值變化幅度有明顯差異。

「安裝連續血糖監測儀確認1整天的血糖數值變化時，通常早餐、午餐、晚餐後血糖值會上升，但上午在診所進行循環系統伸展操後，當天的血糖值變化明顯受到有效控制。」（田畑尚吾醫師）

Medical Exercise to Improve Blood Flow

循環系統伸展操 監測數據 ③

血管 返老回春

動脈硬化指數

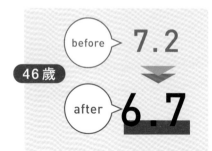

年齡	before	after
46歲	7.2	6.7
66歲	8.5	7.6
67歲	8.7	7.6
68歲	8.9	7.4

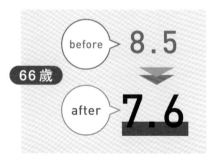

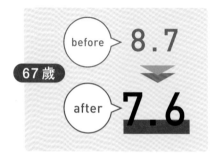

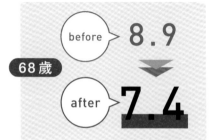

從診所的監測結果中發現，動脈硬化指數尤其有明顯的改善。動脈硬化是血管老化現象的一種表現，動脈裡黏稠的血液損害血管內壁，造成血管失去彈性的狀態。若進一步惡化，恐怕容易形成引起血管阻塞、破裂。

隨著年齡增長，任何人都可能發生某種程度的血管硬化現象，但肥胖、高血壓，再加上過度攝取飽和脂肪酸和反式脂肪酸、抽菸、運動不足等因素，更容易加速動脈硬化的發展。情況嚴重時，可能有誘發危及性命的心肌梗塞或缺血性腦中風的風險。

「代謝症候群的症狀可能像『骨牌效應』般一發不可收拾。因此，希望盡可能在初期階段就阻斷病症發展。動脈硬化指數趨於正常，代表血管功能，尤其是內皮功能和血流都獲得有效改善。另一方面，基於血壓和血糖數值也都有所改善的數據（P12～15），可見循環系統伸展操是一種非常適合降低發病或病變的預防性運動。」（田畑醫師）

Medical Exercise to Improve Blood Flow

循環系統伸展操 監測數據 ❹

消除
體脂肪

	before	after
46歲（體脂肪率）	19.8%	16.4%
67歲（體脂肪率）	31.7%	28.1%
68歲（體重）	70.9kg	64.7kg

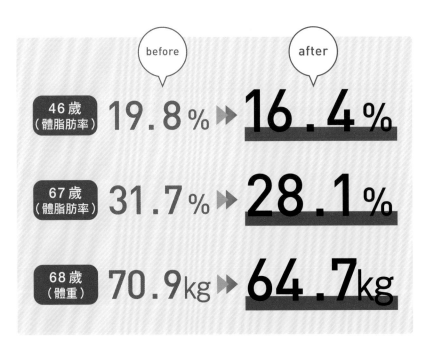

每次進行循環系統伸展操5～10分鐘，確實具有減少體脂肪和減輕體重的效果。

首先，針對一名沒有潛在疾病的46歲受試者進行監測，操作1個月的循環系統伸展操後，下肢肌肉力量提升，全身體脂肪減少3.4%。67歲受試者則是內臟脂肪減少3.6%。另一方面，患有第2型糖尿病、高血壓且肥胖的68歲受試者，操作3個月的循環系統伸展操後，不僅體脂肪減少5.4%，體重也減輕6.2kg。

由於皮下脂肪和內臟脂肪是長時間血液濃稠不順暢所造成，因此經由上述的監測可知，具有改善血流和血管狀態的循環系統伸展操，同時也有助於降低體脂肪率。

「有一位肥胖且患有高血壓、壞膽固醇數值過高的50多歲男性，操作3個月的循環系統伸展操後，不僅體脂肪降低，肌肉量也增加不少。原本沒有運動習慣的人，體脂肪降低傾向相對明顯。操作循環系統伸展操的過程中沒有改變受試者的任何治療內容和飲食，所以這樣的變化相當受到受試者們的肯定。」（田畑醫師）

Medical Exercise to Improve Blood Flow

循環系統伸展操 監測數據 ❺

肌肉、骨質密度增加

腰椎、大腿的骨質密度

	before			after	
	腰椎	大腿	66歲	腰椎	大腿
	63	70	▶▶	**66**	**74**

骨骼肌質量指數

年齡	before		after
66歲	5.92	▶▶	**6.04**
67歲	6.14	▶▶	**6.28**
56歲	9.45	▶▶	**9.69**
67歲	6.17	▶▶	**6.79**

為了延長健康平均餘命並提升生活品質（QOL），最基本的方法是擁有能夠終生靠自己力量行走的身體。然而令人擔憂的是肌肉量和骨質密度會隨著年齡增長而下降，想要預防肌肉量減少造成的肌少症、運動障礙症候群、衰弱症，培養運動習慣是非常重要且不可或缺。

從監測結果發現「操作循環系統伸展操後，原本缺乏運動習慣的人，下肢肌肉量和肌力反而更加提升」。尤其骨骼肌質量指數上升的67歲女性（請詳見右側頁右下方），不僅下肢為主的肌肉量有所增加，高血壓問題也逐漸獲得改善。

「肌肉量增加會提高胰島素的敏感性，血糖值隨之下降。不僅運動後當下，也有助於慢性改善胰島素阻抗，藉此穩定控制血糖值。」（田畑醫師）

針對另外一位患有骨質疏鬆症和肌少症的66歲女性（右側頁最上方）進行監測，操作3個月的循環系統伸展操後，患者的骨質密度增加了。

「雙腳肌力和肌力指標的握力都有所上升，整體柔軟性也改善了。這真的是不負眾望的成果。」（田畑醫師）

Medical Exercise to Improve Blood Flow

循環系統伸展操 監測數據 ⑥

瀑布般的汗水讓人神清氣爽

「平時不怎麼流汗，但做完循環系統伸展操後汗如雨下。」幾乎所有接受監測的體驗者都感受得到促進流汗的效果。監測進行循環系統伸展操前後的體溫，發現體溫明顯上升。

「大幅度活動身體的循環系統伸展操具有能夠改善末梢血液循環的有氧運動要素，因此同時能夠緩和四肢冰冷的問題。」（田畑醫師）

另一方面，負責調控體溫和出汗等的自律神經要能夠正常運作，需要交感神經和副交感神經達到平衡狀態。「想要重整自律神經，需要有交感神經和副交感神經協調運作的生活。」（田畑醫師）。讓人感到「神清氣爽」的循環系統伸展操，對於壓力造成交感神經總是過度活躍的人具有良好的改善效果。

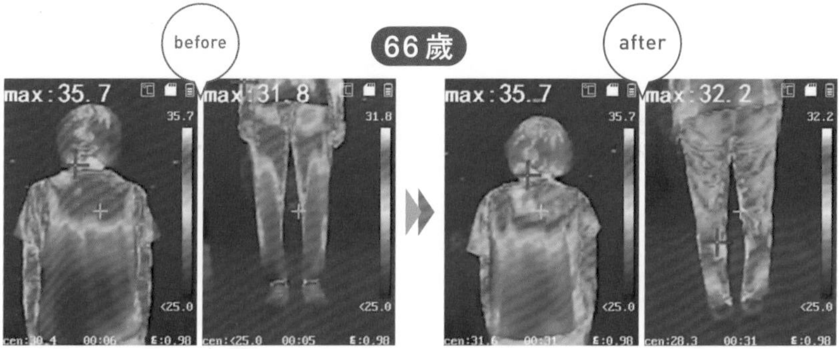

整個下半身和平時活動量小的肩胛骨周圍溫度大幅上升。下半身的最高溫度上升，頸部以上的溫度也有所提升。

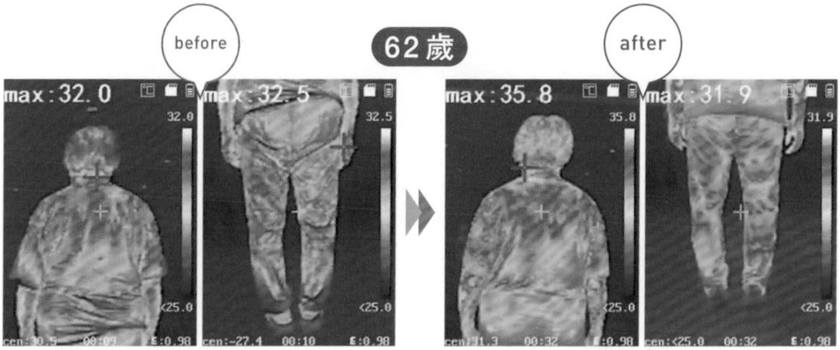

相比於手臂，下半身溫度整體升高。充分活動後的肩部和背部溫度也有所提升，可見背部最高溫度大幅上升。

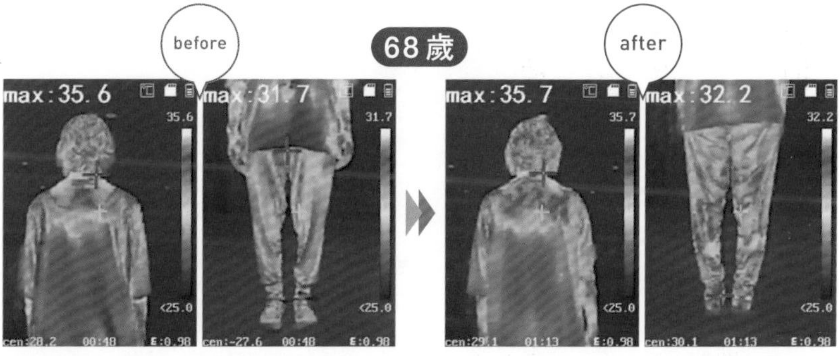

確認頸部和雙腳，尤其小腿肚周圍的溫度上升。扭轉軀幹的動作使腹部和腰部一帶的溫度升高。但手部和手臂溫度下降。

Medical Exercise to Improve Blood Flow

循環系統伸展操 監測數據 ⑦

身體變柔軟

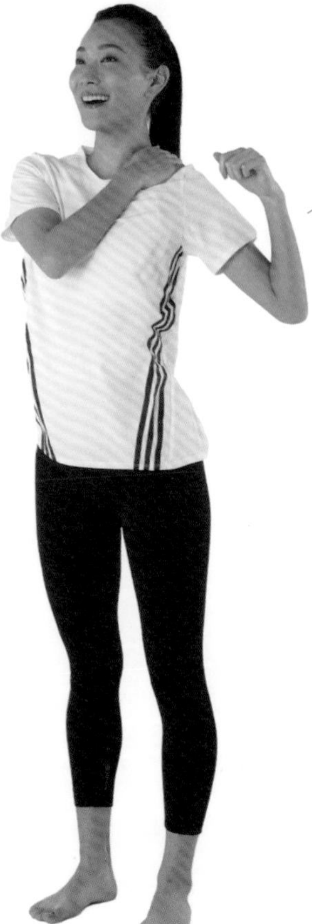

對肩膀僵硬
和疲累也有
治療效果～

能夠輕易做到
前彎和張開雙腳
的動作！

肩膀僵硬是日本人平時最常見的主訴症狀，主要原因之一肌肉緊繃造成血液流動不順暢。

僵硬和疼痛症狀是血流發出的「SOS」求救訊號。肌肉緊繃壓迫血管，導致血液流動不順暢。血管因疲勞物質堆積而形成瘀血狀態，再加上沒有獲得足夠的氧氣和營養素，感覺到危機的大腦因此分泌疼痛物質。

透過循環系統伸展操持續促使血液流動，讓氧氣和營養素得以運送至身體每個角落，並且協助排放疲勞物質，這不僅能減輕僵硬和疼痛現象，也有助於消除疲勞。

另一方面，感覺僵硬和疼痛的其實是「筋膜」。如文字所示，筋膜指的是包圍肌肉的薄膜，將全身肌肉串連在一起。筋膜變硬，肌肉隨之僵硬，進而誘發疼痛。

筋膜容易受到溫度影響，所以操作循環系統伸展操以提高體溫，有助於放鬆攣縮的筋膜。也就是說，當肌肉的阻抗力下降，柔軟性提升，就暫時能夠輕鬆伸展與收縮。

前言

人體要透過活動才能促使功能正常運作。適度活動身體促進血液順暢流動，保持肌肉、骨骼和皮膚等器官的健康，但假使不活動身體，這些相關器官的運作就會變得窒礙難行，進一步導致身體某些部位受到影響，不僅容易演變成慢性病，也可能誘發肩膀僵硬或疼痛。

人類享受ＩＴ和ＡＩ發展帶來的方便性，但同時也因為活動身體的機會大幅減少而產生各種身體問題，肌肉量減少就是其中一種。肌肉隨著使用次數減少而逐漸變細，最後甚至可能無法支撐整個身體重量。血流減少也會帶來同樣的結果。血管分布於全身肌肉，不適度活動身體會造成血流減少且變慢，進而導致身體無法獲得足夠的氧氣和營養素。

由此可見，血流減少容易造成身體產生各種不適症狀。

舉例來說，瘦不下來、體脂肪增加、容易氣喘吁吁、容易感到疲勞……若不及時加以處理，恐怕容易有高血壓、高血糖、動脈硬化等可能誘發重大疾病的風險。

這種「不健康但也沒有罹患疾病」的狀態，多數無法靠藥物的力量解決。儘管因為健康檢查報告出現紅字，或者慢性身體不適、疼痛而前往醫院就診，醫生也多半只會叮嚀「平時要多運動」。我想有這種經驗的人應該不算少。

我從事肌力與體能訓練師工作長達30年，工作內容包羅萬象，我必須配合客戶的需求，幫助他們改善身體狀態。

我們經營的私人健身房接待各式各樣的客戶，包含青少年學生、家庭主婦、商務人士、運動員，以及享受晚年生活的高齡者。大家或許認為上健身房等同於熱愛運動，但事實上這類型的人屈指可數。多數人來健身房的原因是「想要瘦身」、「想要有健康的身體」、「感覺運動不足」，但「光靠自己的力量無法持續下去」。

說件自家事，我母親也經常問我「要怎麼做才能讓身體變好？」她經常抱怨「腰痛」、「膝蓋痛」、「小腿抽筋」等「輕微疼痛與不適感」，而每一次我也根據她的情況給予最適合的建議，母親卻總是說「沒時間」、「教我一些能簡單操作的就好」，進一步向我提出種種要求。

雖然我希望母親至少多花點時間走路，但畢竟她居住在仰賴汽車移動的鄉下地方，所以她始終以「麻煩死了」、「我很忙」為藉口，繼續選擇以車代步。

「總而言之，想要知道短時間內最能發揮功效的方法。」

這不僅是我的母親，也是我的客戶和傳播媒體最常見的要求。來找我諮詢或採訪的人，每一位都深知運動對身體健康有益，也清楚了解自己需要多運動，但進行大量不熟悉的運動只會感到吃力與麻煩。而且多數人

「就算有運動意願，卻沒有足夠的時間。」

身為肌力與體能訓練師，我當然希望客戶能全面進行伸展運動和肌力訓練以促進身體健康，但事實上，所有運動菜單全部操作一次，的確需要花費不少時間。而且單一次或二次進行大量運動、攝取健康飲食並無法確實改善身體，必須養成習慣才行。

因此，對運動遲遲無法跨出第一步的人、沒有運動習慣的人，與其給予他們完整的運動計畫，不如選擇時間短且能夠持之以恆的伸展操，反而更能達到效果。

「總而言之，想要知道短時間內最能發揮功效的方法。」這是所有想運動卻無法持之以恆的人最迫切的願望。而認真因應這個需求的就是「循環系統伸展操」。

「循環系統」是促使血液流動的系統，而伸展操指的是動態性活動關節的「動態伸展」。循環系統伸展操透過進一步調整活動順序和身體部位，讓因為長時間久坐或活動量太少導致滯留的血液能夠在短時間內循環於全身各個角落。

實際上，高達80%的血液流動於靜脈和微血管，而且唯有確實活動肌肉才能促使血液順暢流動。因此促進血液循環至關重要，唯有血液順暢流動才能為血液容易停滯的現代人帶來更多正面的改變。為了證明這一點，田畑尚吾醫師以40～60歲左右的患者為對象，監測其操作循環系統伸展操之後所產生的變化。而根據監測數據顯示，循環系統伸展操確實對罹患某些疾病或身體不適的患者其「衰弱」部位有正面影響力。其中有些項目甚至超過我的預期，讓我深感驚訝的同時，也相當開心。

操作循環系統伸展操時，1次只需要10分鐘左右。另外可以依據年齡和體力調整強度，所以無論30歲、80歲或身體有病痛的人都做得到。而且可以透過影片教學確認並學習動作，即刻起就可以開始跟著做。

如同生病時，醫師開立藥物處方簽，我們身為肌力與體能訓練師則是提供當事人最佳運動處方簽的專業人士。

我很有自信地向大家推薦循環系統伸展操，想要維持健康體態，讓生活更舒適的您，請務必嘗試看看。

contents

chapter

1

一起嘗試看看！循環系統伸展操

contents

chapter 2

為什麼想要開立循環系統伸展操處方

chapter 3

血液循環差導致血管衰退並大幅增加罹患疾病的風險

staff

DTP
髙本和希（有限会社天龍社）

攝影
金田邦男

模特
横川莉那（Space Craft）

妝髮
梅沢優子

服裝合作
アディダス ジャパン
アディダスグループ
聯絡方式 0120-810-654

※影片分享網站有時會因為網站等狀況，未預先告知就變更或移除影片；影片如為外文，恕無法提供翻譯。如有造成不便，還請見諒。

introduction

chapter 1

一起嘗試看看！循環系統伸展操

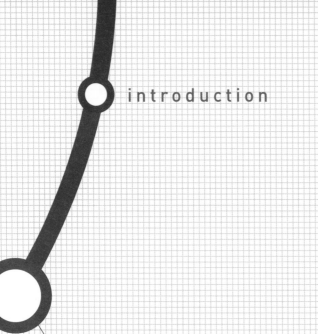

Medical Exercise to Improve Blood Flow

chapter 2

chapter 3

身體僵硬者

也能輕鬆無負擔做到的循環系統伸展操

聽到伸展操，可能有些人會有「強迫拉伸身體很痛苦」、「像是拷打一般！」的想法。但我想他們指的應該是不借用反作用力，只是安靜緩慢拉伸肌肉的「靜態伸展」。

請大家放心，「循環系統伸展操」絕對不做一些強行拉伸僵硬肌肉的動作。透過逐步加大身體動作，在毫不勉強且高效率的狀態下針對平時活動量小的肌肉和關節進行伸展運動。請大家就當作是一種邊活動邊自然而然拉伸身體以提高柔軟性的拉筋運動。

循環系統伸展操的特色在於促進血液循環，提高身體溫度。當身體溫度上升，覆蓋肌肉的筋膜阻力自然隨之下降，這時身體再怎麼僵硬的人，也自然能夠大幅度且順暢地活動身體。我們在動作順序上進行一些特別設計，方便身體僵硬的人能夠在最短時間內促進全身血液循環。

如果想在短時間內達到效果最大化，建議按照介紹的順序進行伸展操。最初先進行循環系統伸展操①就好，習慣後再繼續進行②和③。不僅容易冰涼的手指和腳趾，血液循環較差的部位也都能獲得明顯改善。這是一種讓許多實踐者都表示「感覺非常舒適暢快」的新型伸展操。

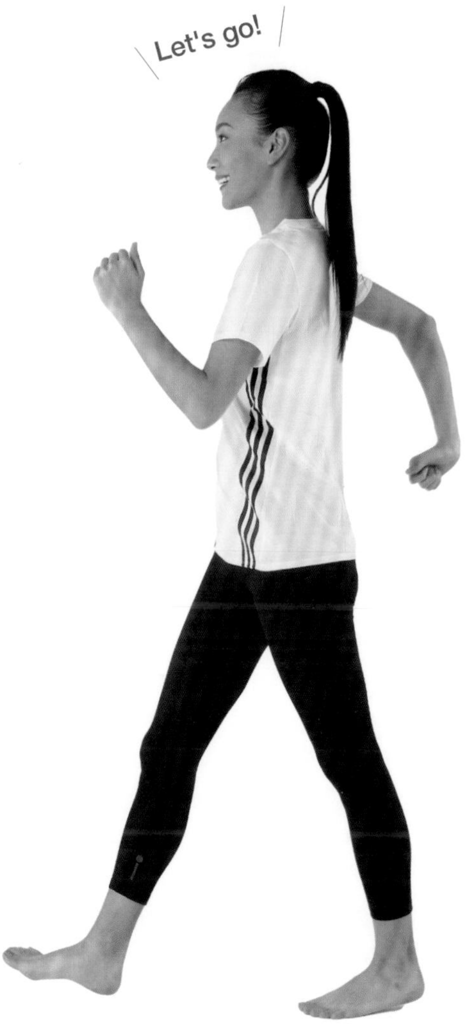

最快速促進全身血液循環的祕密❶

瞄準活動量急遽減少的部位

人體的構造被設計成能夠反覆操作跑、投擲物體等「大幅度動作」，然而隨著日常生活變得更加便利，人類不再需要「大幅度動作」，再加上ＩＴ化和遠端辦公的普及，活動身體的機會更是急速減少。

這樣的變化侵蝕了我們的身體。

如果不勤加活動身體，提升血流量的機會就會逐漸減少，導致過多糖分與脂質殘留於血液中，進一步損害血管等身體基礎設施。多數慢性病都因血管變硬變脆弱而引起，最終還可能因為心臟疾病、腦血管疾病、腎功能衰竭而誘發猝死。

要透過運動達到「大幅度動作」，必須確實活動①包含肩胛骨在內的「肩關節」、

②脊椎構成的「小面關節」、③骨盆和股骨形成的「髖關節」等部位。比起平時常使用的手指和腳趾，活動肩胛骨、脊椎、髖關節更能有效促進肌肉幫浦作用（輸送血液）的運作。當血液循環變順暢，糖分和脂質的消耗量增加，血管自然變得更有彈性，也更有助於維持健康的身體。

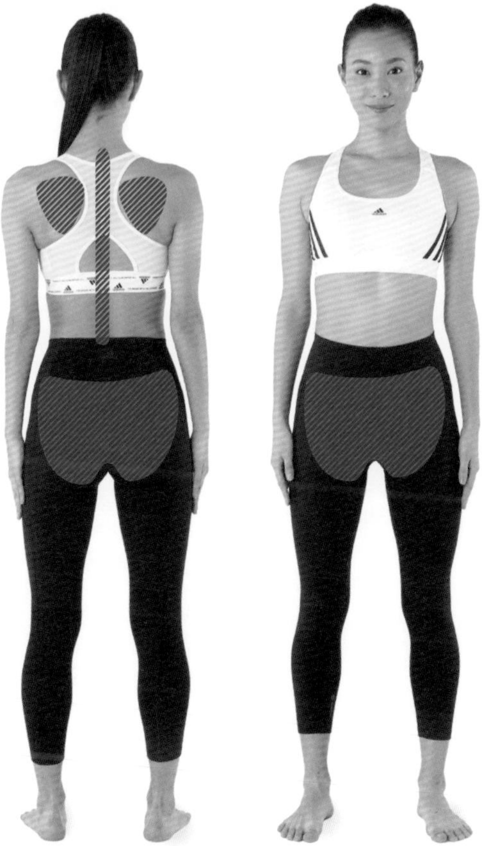

穩定的
肩胛骨、脊椎、髖關節

我們的身體，也就是軀幹部位具有良好的靈活度，能夠向前彎曲、向後仰，向左右彎曲和扭轉。但現代人好比絨毛玩具或人偶，身體的靈活度大幅下降。

最快速促進全身血液循環的祕密❷

徹底舒展血管集中部位

循環系統伸展操的另外一個目的，是活動血管集中部位。

來自心臟的血液先大量流進粗大血管（動脈）中，然後朝身體末梢分支，最終將血液輸送至微血管。

以道路為例，動脈好比是幹線道路。一旦車道多且車流量大的幹線道路阻塞，進入分支次要道路的車輛就會減少。血管也是同樣道理，大動脈的血流阻塞時，微血管的血流也會受到影響，造成全身血流量下降。

為了恢復正常的血流，循環系統伸展操將重點擺在幹線道路，亦即動脈集中的部位。頸根部、肩膀一帶、腋下、胸前、鼠蹊部都是大動脈流經且匯集許多血管的部位。只要積極活動這些部位，放鬆血管周圍的肌肉，便能促使停滯的血液向前流動。如同開啟大門，動脈血流獲得改善後，血液也會確實抵達分支的微血管。如此一來，微血管呈網狀般逐漸擴展時，血液便會流遍身體每個角落。

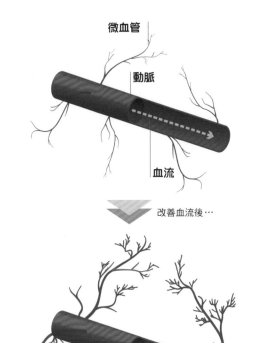

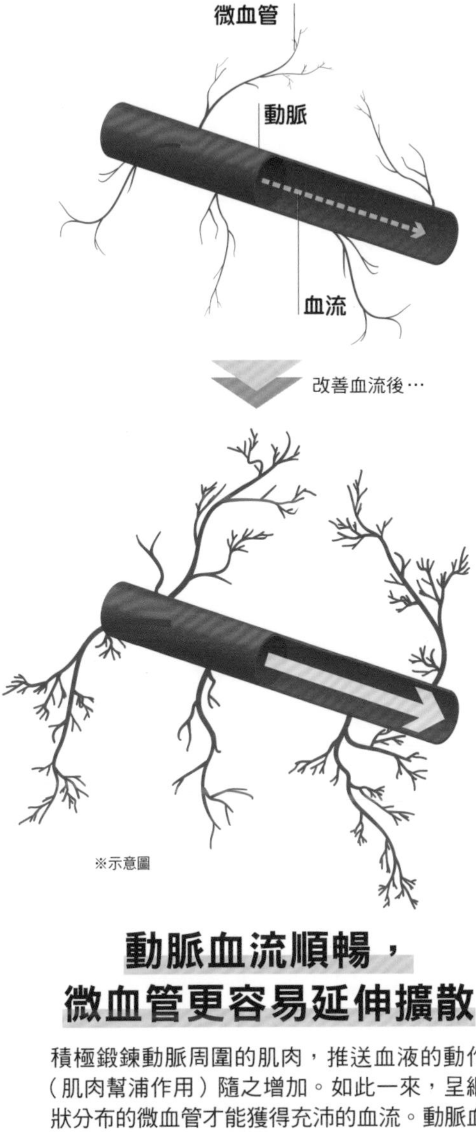

動脈血流順暢，微血管更容易延伸擴散

積極鍛鍊動脈周圍的肌肉，推送血液的動作（肌肉幫浦作用）隨之增加。如此一來，呈網狀分布的微血管才能獲得充沛的血流。動脈血流不佳，微血管的血流量跟著減少，導致血液無法確實抵達身體末梢。

最快速促進全身血液循環的祕密❸

確實重複操作相同動作

一般伸展操或體操只會重複相同動作數次，但循環系統伸展操則是重複操作相同動作數十次。

這也是循環系統伸展操帶來卓越效果的祕密之一。

多數鍛鍊運動通常不會重複相同動作太多次，主要是為了讓不擅長運動的人能夠不心生厭倦地持續下去。但我所追求的是在最短時間內操作最低限度的次數，藉此達到「比藥物還要有效」的伸展運動。

循環系統伸展操的目標是以「動作量大幅減少的部位」、「血管集中的部位」為對象，在短時間內增加這些部位的血流，而要達到這個效果，唯一方法就是不斷重複相同動作，亦即不斷拉緊、放鬆血管附近的肌肉。抑制血液流動（拉緊肌肉）以集中血液，然後透過釋放血液（放鬆肌肉）的幫浦作用，讓原本停滯的血液暢流無阻。當身體溫度上升，包覆肌肉的筋膜逐漸變柔軟，肌肉伸縮也會變得更加靈活。這也就是循環系統伸展操能在短時間內提升血流量和身體柔軟性的原理。

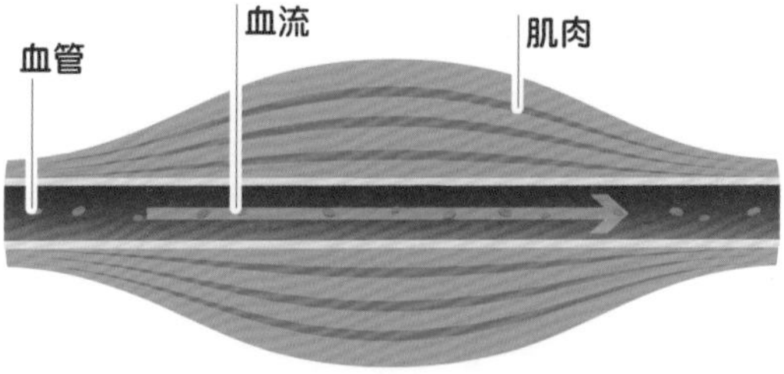

微血管多分布於肌肉。即使肌肉處於靜止狀態，透過心臟的跳動也能維持一定的血流。

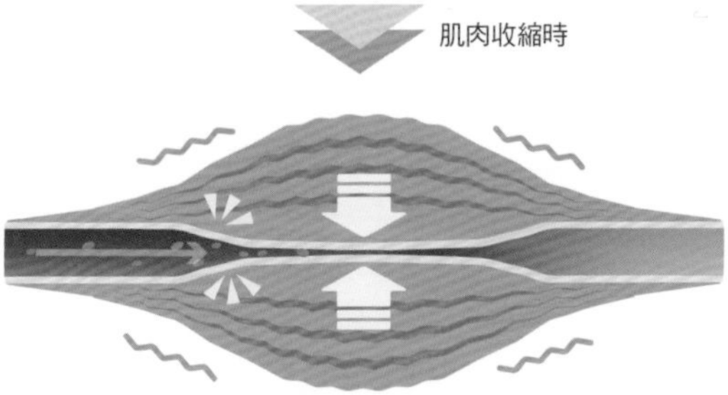

活動某個部位的肌肉時，肌肉收縮變緊繃，血流因此暫時阻塞。

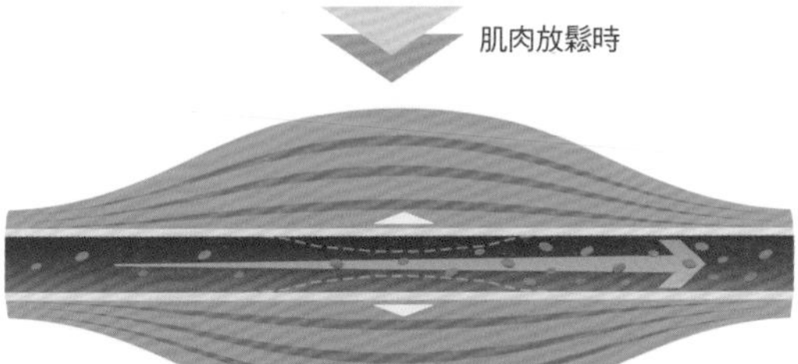

※示意圖

肌肉幫浦作用促進血液順暢流動

肌肉放鬆時，血液順勢灌入，血流量增加。反覆操作「收縮」與「放鬆」的過程，稱為「肌肉幫浦作用」。

提升肩膀和肩胛骨附近的血流

循環系統伸展操 1

脫衣伸展操

大幅度轉動肩胛骨搭配使用下半身大肌群的深蹲組合。從肩膀周圍的小肌肉開始，逐漸加大身體活動幅度，最後促進腳踝和小腿肚的血液、淋巴順暢流動。

上半身的重點目標是日常生活中活動量較小且較少的肩膀和肩胛骨。這裡是燃燒脂肪的褐色脂肪細胞集中部位，活動後能夠迅速感覺到體溫上升。

至於下半身，慢慢加大膝蓋彎曲伸展的角度，促進下肢肌肉的幫浦作用。藉由順序漸進地增加肌肉活動範圍，促進由上至下，由下至上的血液循環。

全身協調運動以提升心跳率

大腿後側肌群、股四頭肌、斜方肌、三角肌、旋轉肌袖

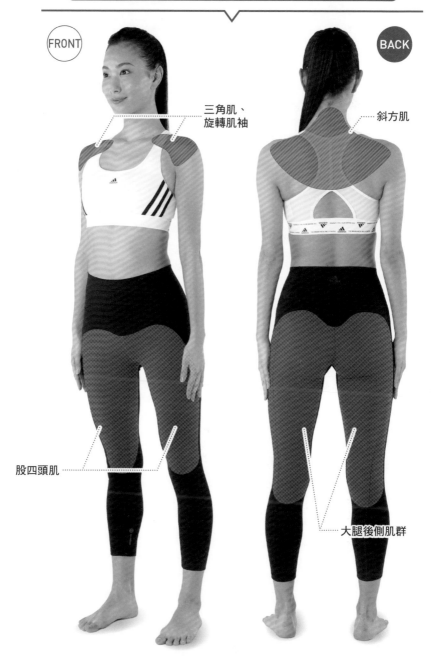

循環系統伸展操❶
脫衣伸展操

想像
脫掉T恤
的動作。

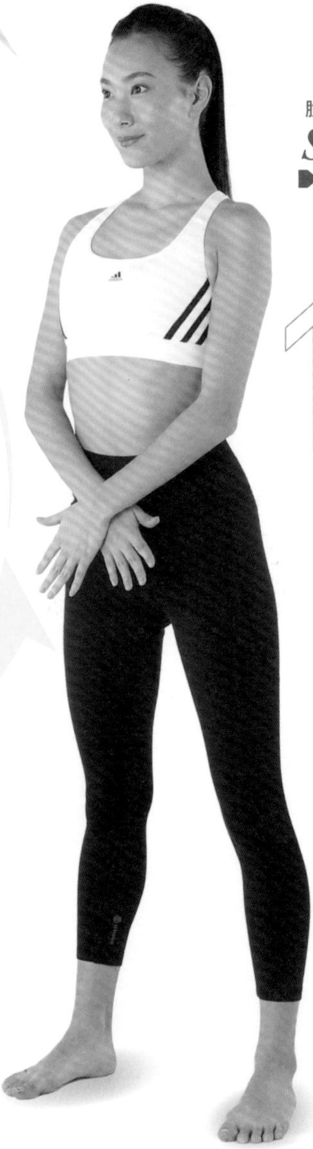

脫衣伸展操
STEP 1

1 手腕交叉於身前

左右腳向兩側張開同肩寬，背部挺直站立。手腕交叉於T恤衣襬的位置。

反覆操作5～10次

看影片
確認動作

反覆操作5次

反覆操作10次

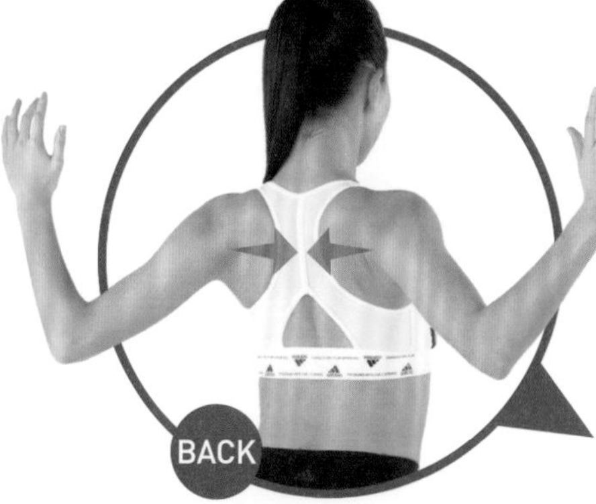

肩胛骨靠攏

擴胸且將手肘向後拉動時，將注意力擺在兩側肩胛骨向背部靠攏。

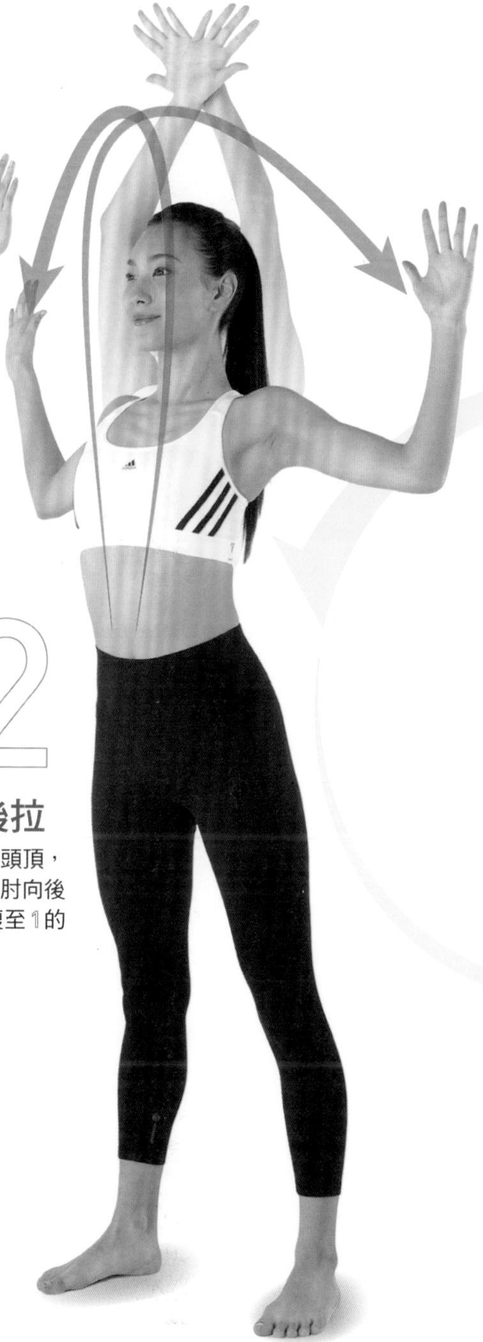

2

擴胸且手肘向後拉

保持手腕交叉姿勢高舉至頭頂，然後做出擴胸姿勢並將手肘向後方拉動。收緊腋下並恢復至1的姿勢。

脫衣伸展操
STEP 2

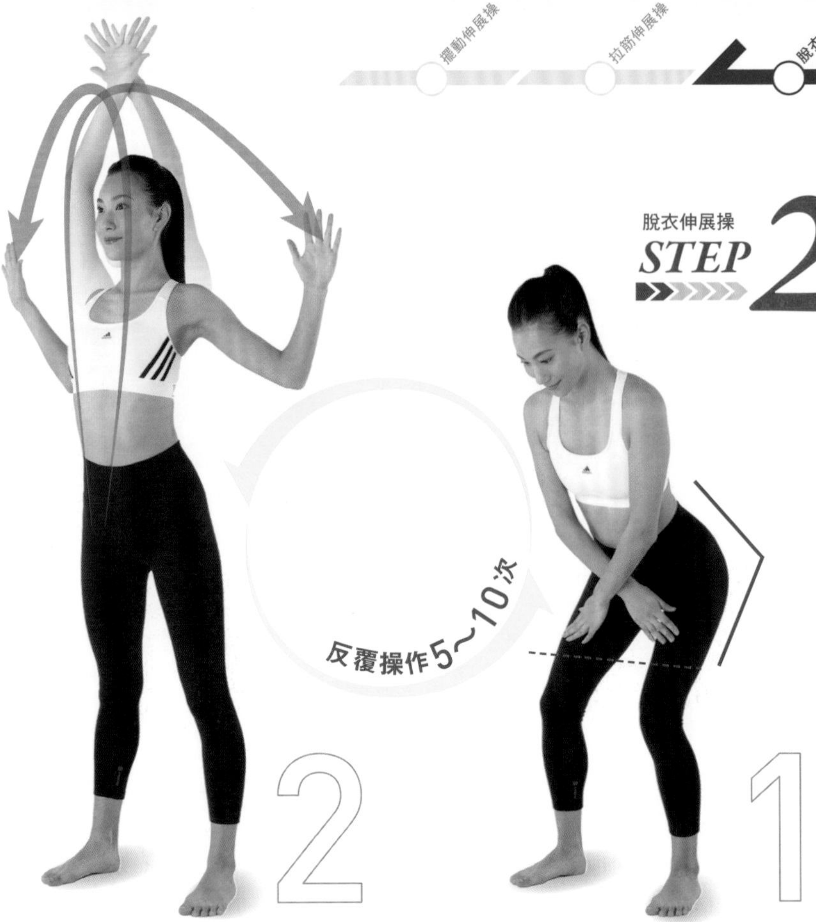

擴胸且手肘向後拉

保持手腕交叉姿勢高舉至頭頂的同時慢慢站起身，接著做出擴胸姿勢並將手肘向斜後方拉動。收緊腋下並恢復至1的姿勢。

雙手置於大腿前側

維持背部筆直，臀部稍微向後拉，雙手手腕交叉於大腿前側。

所有STEP都各自重複10次後，在STEP 2和STEP 3之間加入一個新動作：手腕交叉於膝蓋附近。

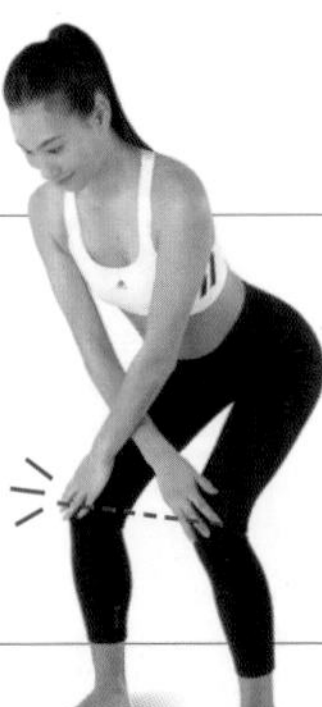

脫衣伸展操

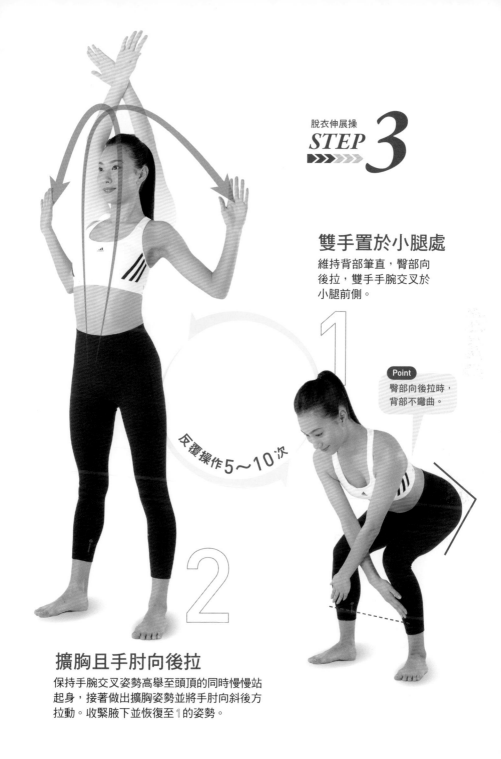

STEP 3

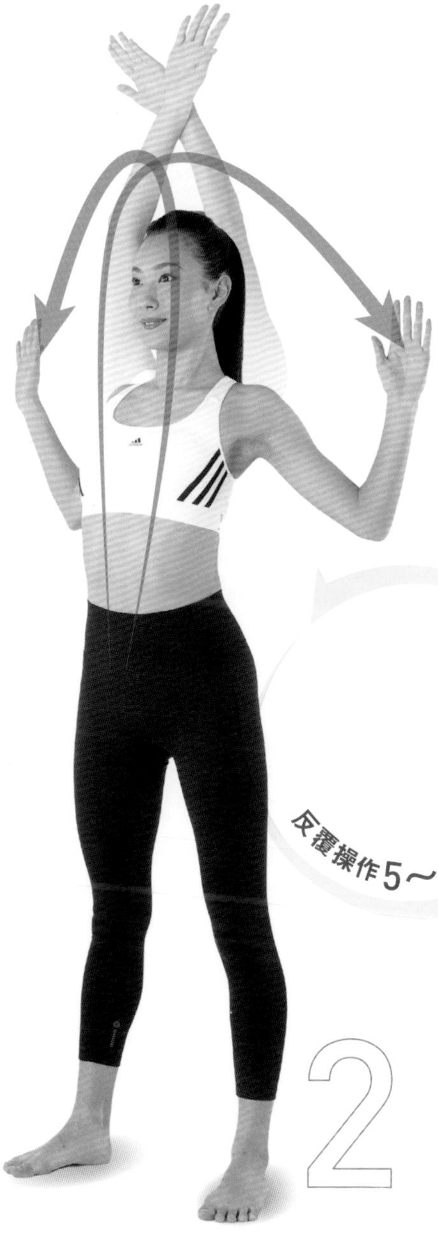

1 雙手置於小腿處

維持背部筆直，臀部向後拉，雙手手腕交叉於小腿前側。

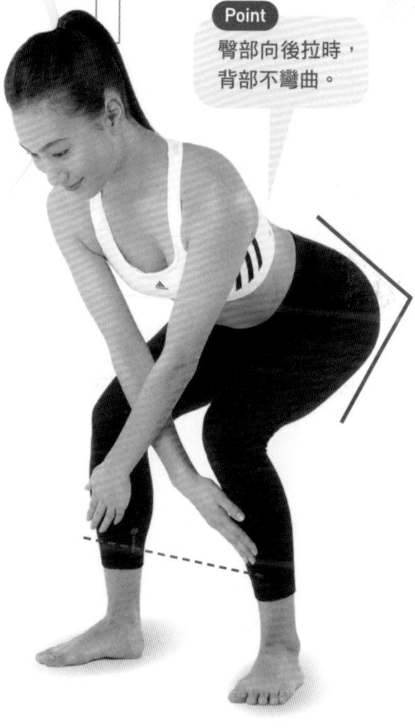

反覆操作5～10次

2 擴胸且手肘向後拉

保持手腕交叉姿勢高舉至頭頂的同時慢慢站起身，接著做出擴胸姿勢並將手肘向斜後方拉動。收緊腋下並恢復至1的姿勢。

脫衣伸展操

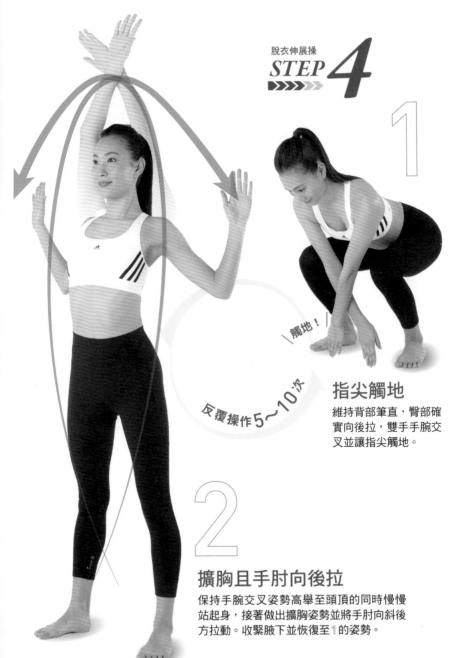

STEP 4

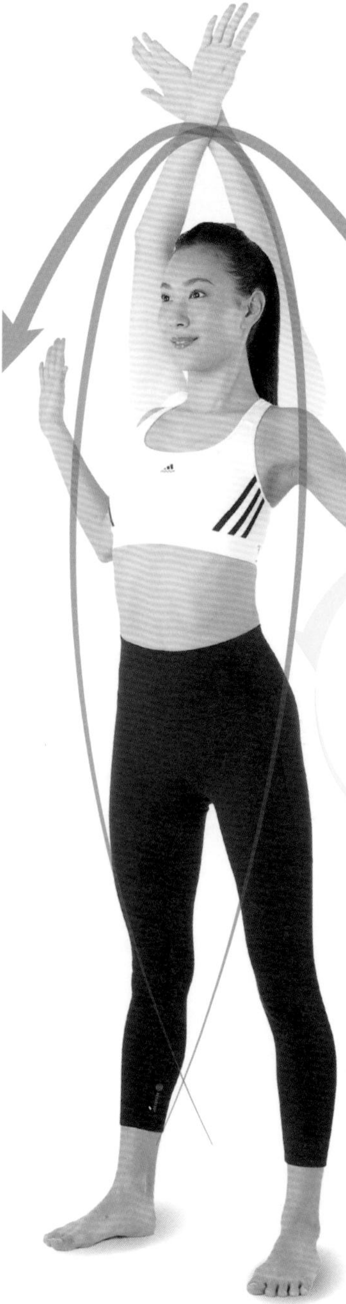

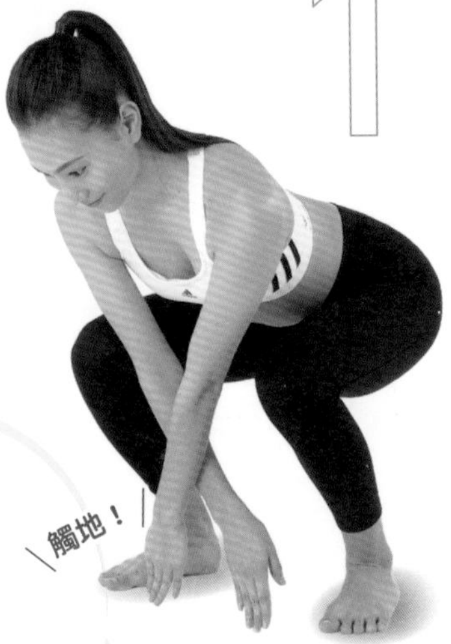

反覆操作5～10次

1 指尖觸地

維持背部筆直，臀部確實向後拉，雙手手腕交叉並讓指尖觸地。

2 擴胸且手肘向後拉

保持手腕交叉姿勢高舉至頭頂的同時慢慢站起身，接著做出擴胸姿勢並將手肘向斜後方拉動。收緊腋下並恢復至1的姿勢。

脫衣伸展操
STEP 5

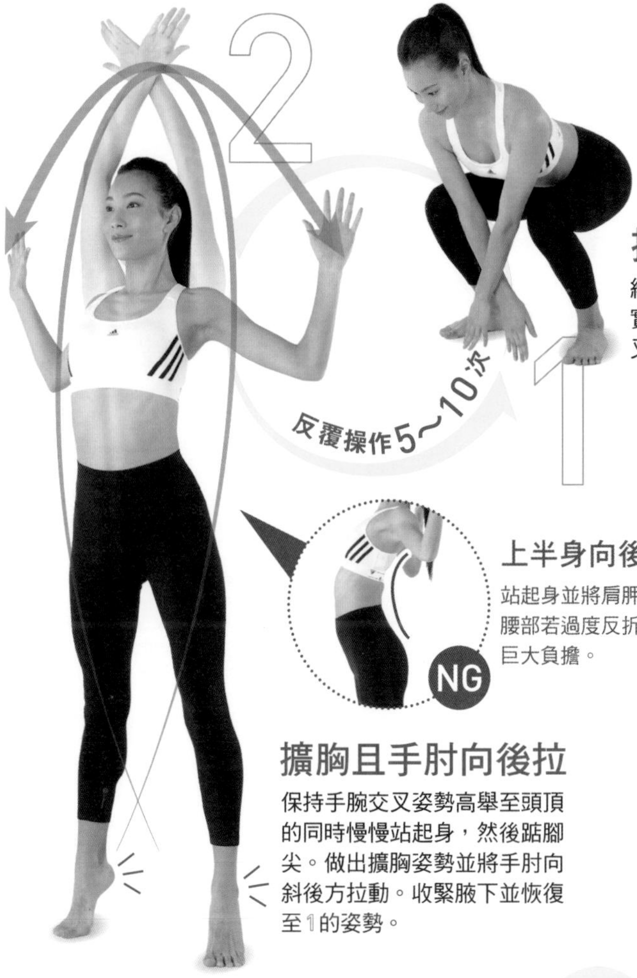

指尖觸地
維持背部筆直，臀部確實向後拉，雙手手腕交叉並讓指尖觸地。

擴胸且手肘向後拉
保持手腕交叉姿勢高舉至頭頂的同時慢慢站起身，然後踮腳尖。做出擴胸姿勢並將手肘向斜後方拉動。收緊腋下並恢復至1的姿勢。

上半身向後仰
站起身並將肩胛骨向背部靠攏時，腰部若過度反折容易造成腰部承受巨大負擔。

脫衣伸展操
STEP 6

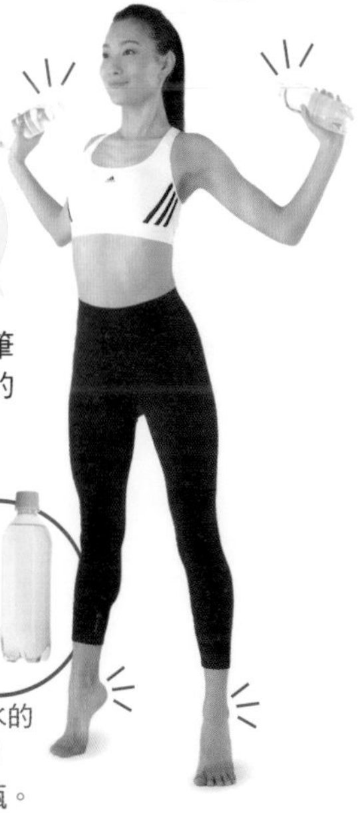

反覆操作
5~10次

1
寶特瓶觸地
左右手各拿一瓶500㎖的寶特瓶。維持背部筆直，臀部確實向後拉，雙手手腕交叉並讓手上的寶特瓶觸地。

2
擴胸且手肘向後拉
保持手腕交叉姿勢高舉至頭頂的同時慢慢站起身，然後踮腳尖。做出擴胸姿勢並將手肘向斜後方拉動。收緊腋下並恢復至1的姿勢。

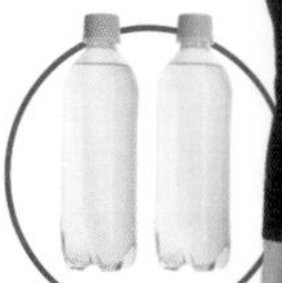

裝滿水的
500㎖
寶特瓶。

恢復軀幹靈活度並提升血流

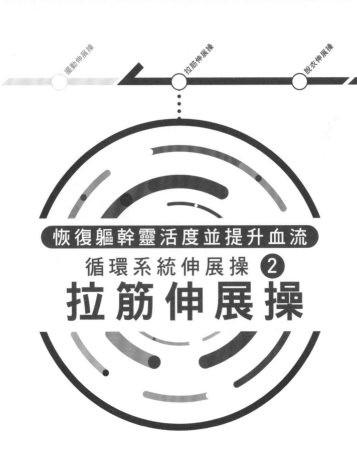

循環系統伸展操 ②

拉筋伸展操

接下來的目標是覆蓋背部的大肌肉——闊背肌。

日常生活中經常需要將上半身向前彎或向後仰，但向側邊傾倒或扭轉的機會卻出乎意外地少。因此這套體操主要為上半身反覆側彎和扭轉，然後逐步擴大至使用背部肌肉。另一方面，向左右側大幅擺動下半身以擴大髖關節活動範圍，發揮大腿周圍的大肌肉幫浦作用以促進血液循環。

最後手持寶特瓶增加負荷。覺得困難做不來的人，一開始可以不使用寶特瓶，改拿輕一點的物體做操。

刺激活動量不足的軀幹和髖關節

闊背肌、三角肌、臀大肌、股四頭肌、大腿後側肌群

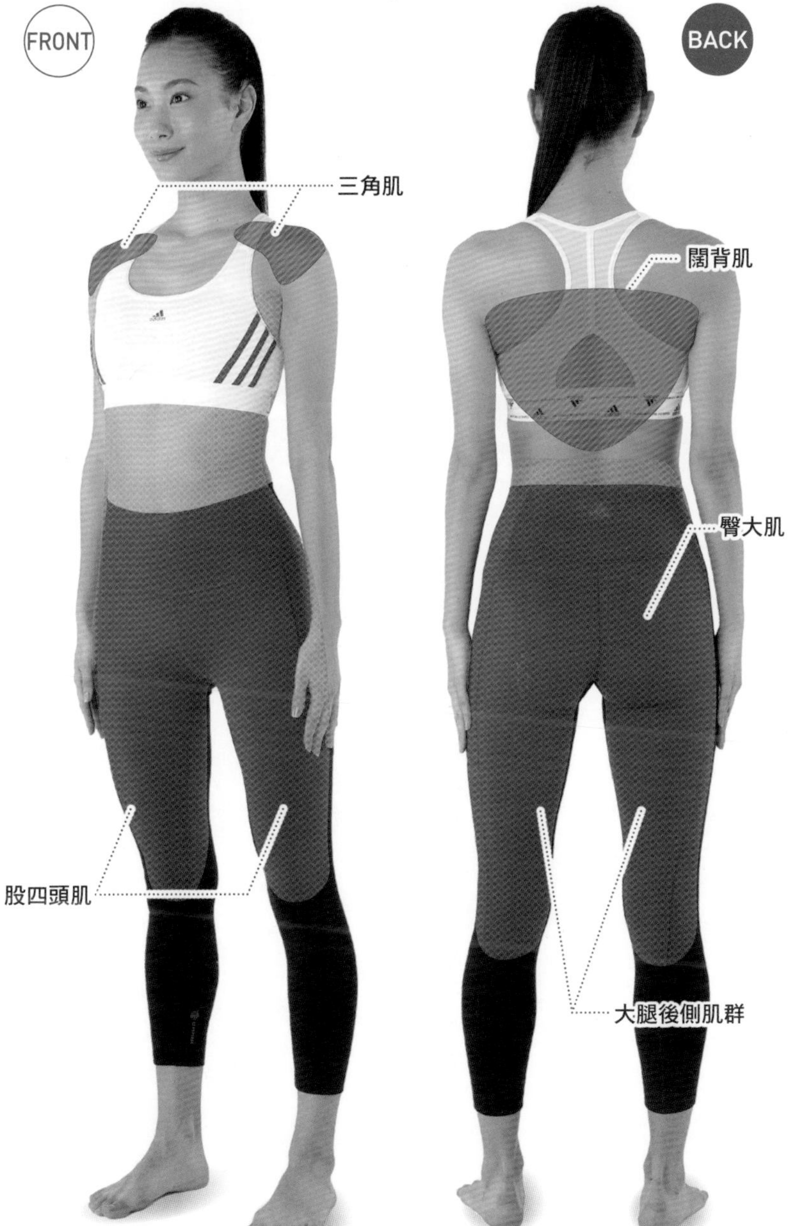

循環系統伸展操❷

拉筋伸展操

拉筋伸展操
STEP 1

1

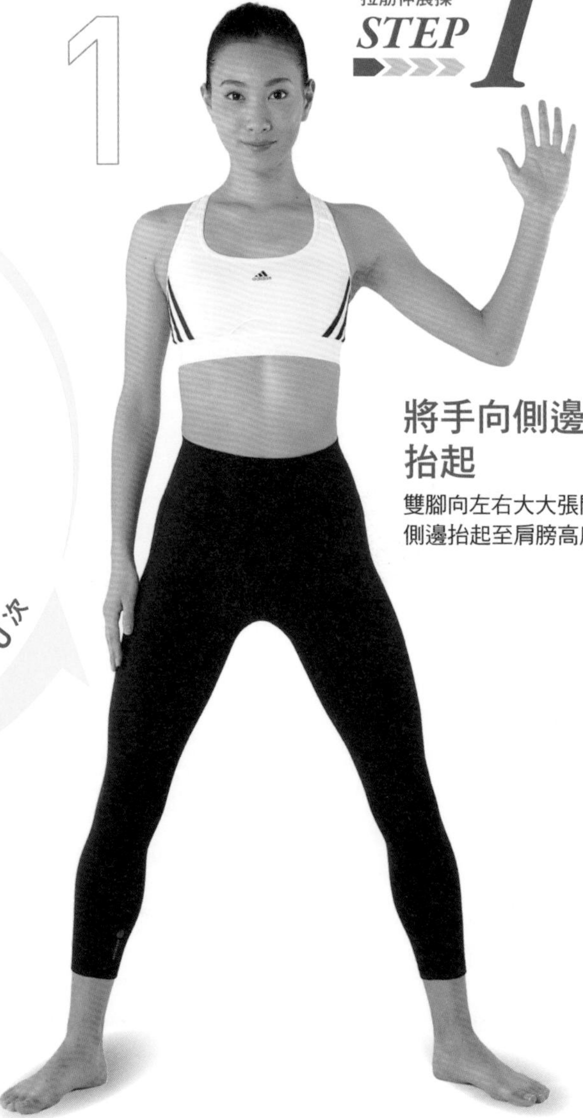

將手向側邊抬起

雙腳向左右大大張開，將手向側邊抬起至肩膀高度。

反覆操作5～10次

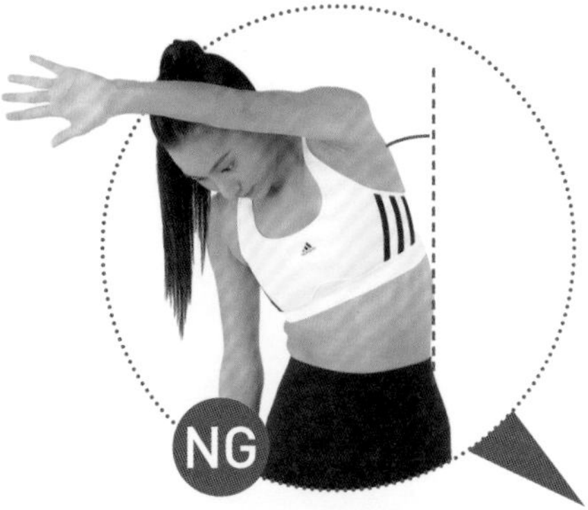

身體向前傾倒

伸直手臂時，身體若向前傾倒，將無法確實活動重要的身體側面。

2

將手高舉至頭頂上方

維持背部筆直，將手朝頭頂的斜上方高舉。

反覆操作5～10次後，換手操作同樣動作。

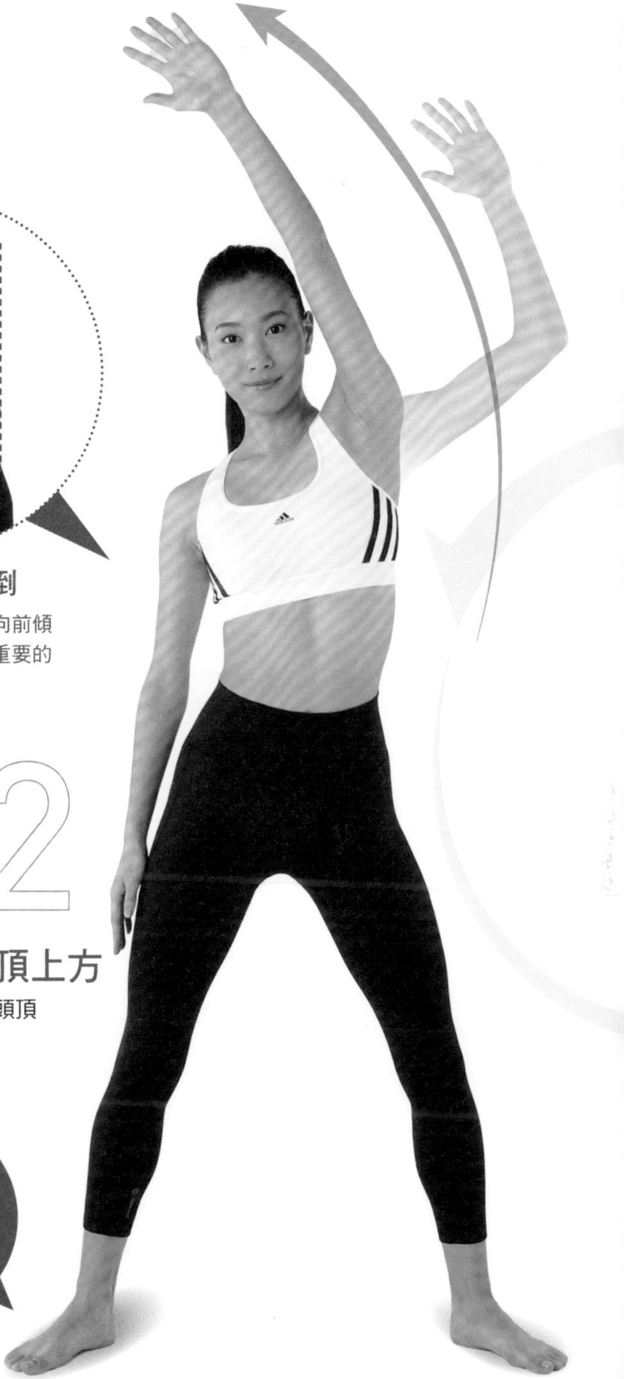

拉筋伸展操
STEP 2

將活動手向右側上方抬起

維持背部筆直，身體重心朝右側移動的同時，將手高舉至頭頂上方。

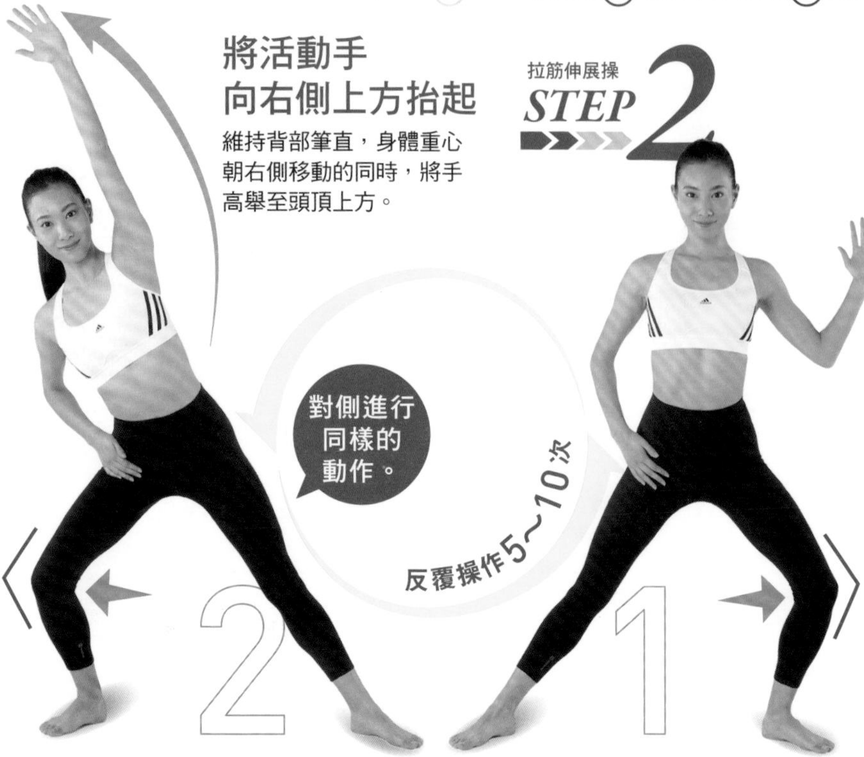

身體重心稍微向左側移動

將手向身體側邊抬起至肩膀高度時，身體重心朝抬手那一側移動。

無法順利操作的人

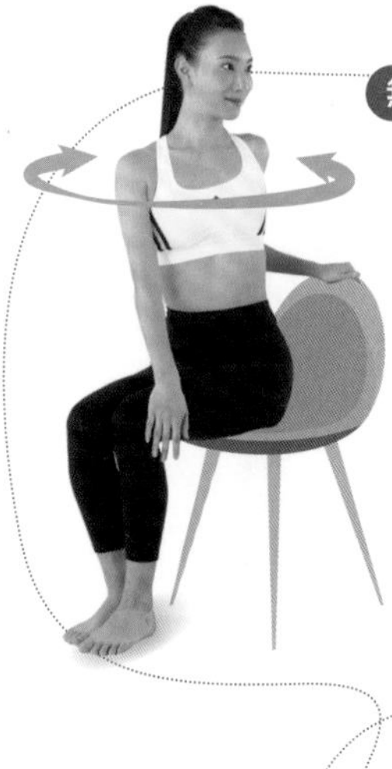

沒有辦法順利做到STEP3和4扭轉身體動作的人，表示軀幹活動力不佳。坐在椅子上向左右兩側擺動，有助於確實扭轉軀幹，建議日常生活中多操作這個動作。

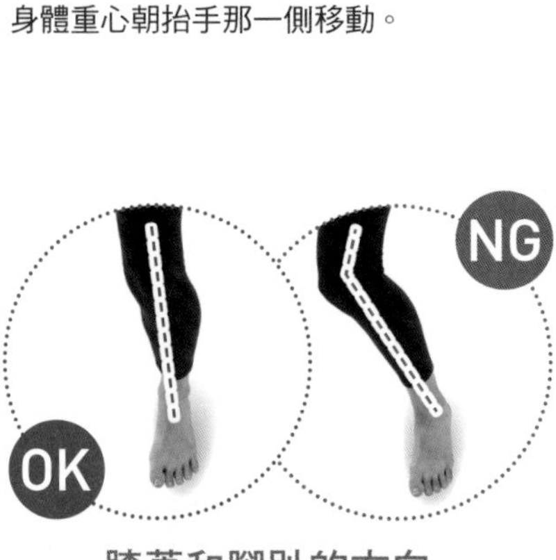

膝蓋和腳趾的方向

膝關節為只能前後活動的構造，所以趾尖和膝蓋的方向若沒有一致，容易造成膝關節負擔而誘發疼痛。

拉筋伸展操
STEP 3

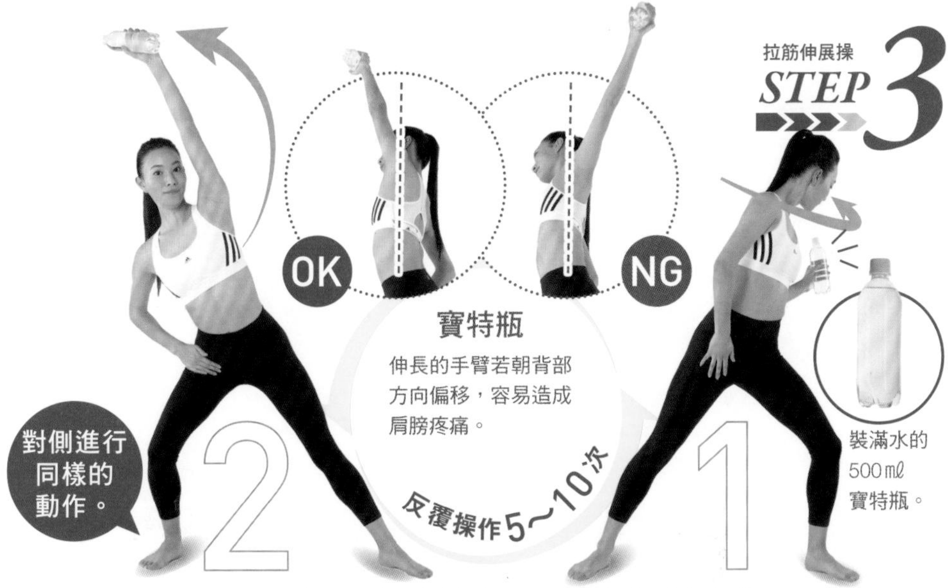
OK
NG
寶特瓶
伸長的手臂若朝背部方向偏移，容易造成肩膀疼痛。
對側進行同樣的動作。
反覆操作5～10次
裝滿水的500㎖寶特瓶。
1
2

確實扭轉身體
左手拿500㎖寶特瓶，身體重心朝左側移動的同時確實扭轉上半身。

將活動手向右側上方抬起
維持背部筆直，身體重心朝右側移動的同時，將手高舉至頭頂上方。

拉筋伸展操
STEP 4

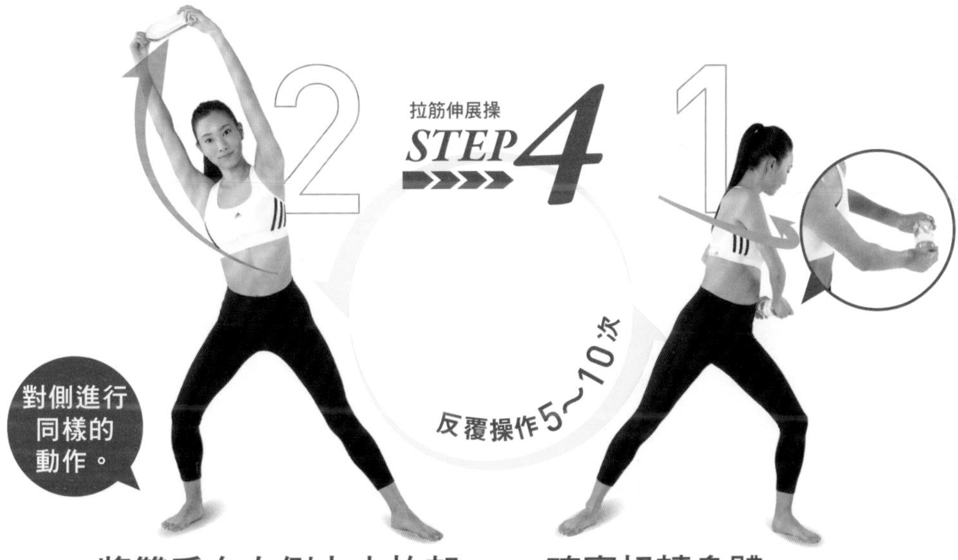
對側進行同樣的動作。
反覆操作5～10次
1
2

確實扭轉身體
雙手握住500㎖寶特瓶，身體重心朝左側移動的同時，確實扭轉上半身。

將雙手向右側上方抬起
維持背部筆直，身體重心朝右側移動的同時，將寶特瓶高舉至頭頂上方。

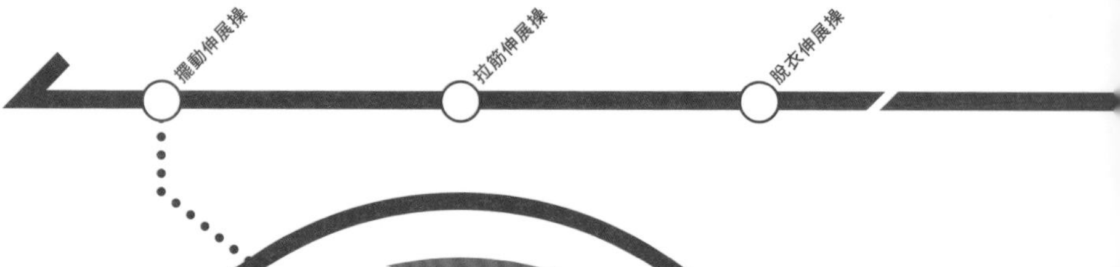

全身協調運動以提升血流

循環系統伸展操 3

擺動伸展操

最後活動位於身體前側、後側的肌肉。大幅度活動全身以提高心跳率，促進血液流動至全身每個角落。

關鍵在於操作時確實使用連接上半身和下半身的髂腰肌。藉此刺激鼠蹊部的股動脈。另一方面，上半身向後仰的動作也能有效提高背部肌肉活動力，而大幅度上下移動心臟位置也能提高心跳率。

之所以從這個伸展操才開始加入頭部動作，主要是因為少數人若沒有充分促進全身血液循環後才進行頭部動作，容易出現身體不適的狀況。基於這個緣故，請務必按照①②③的順序操作，階段性增加血液流量。

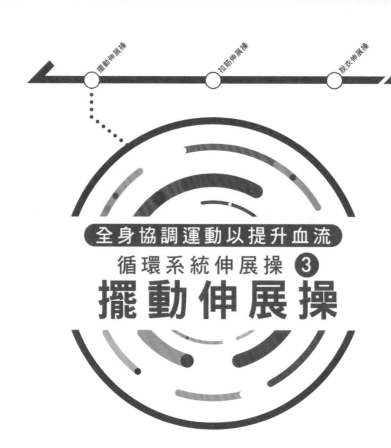

上下擺動頭部以增加心跳數

三角肌、斜方肌、闊背肌、髂腰肌、臀大肌、股四頭肌、大腿後側肌群

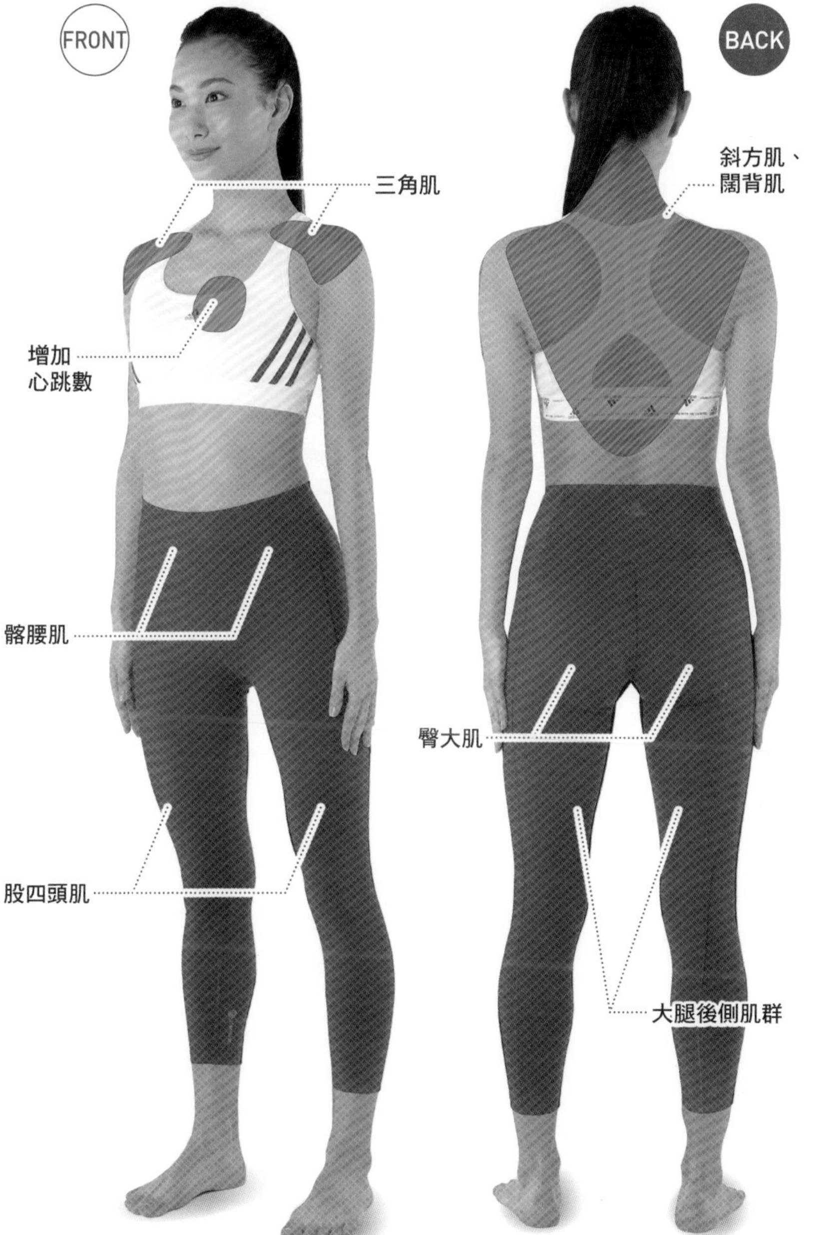

循環系統伸展操❸

擺動伸展操

擺動伸展操 STEP 1

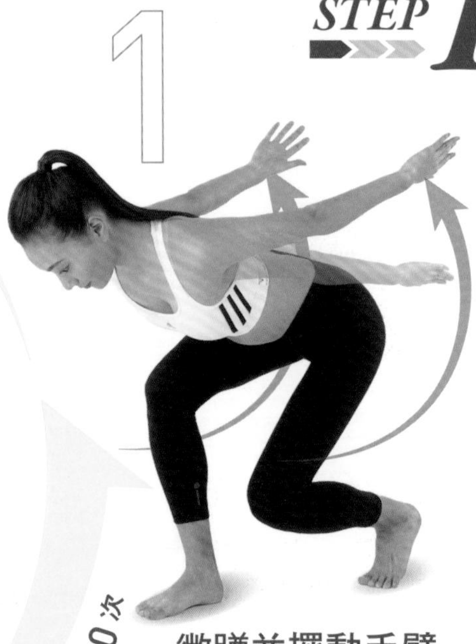

微蹲並擺動手臂

雙腳前後張開，慢慢蹲下的同時，上半身向前傾倒且雙臂向後擺動。

雙腳張開方式

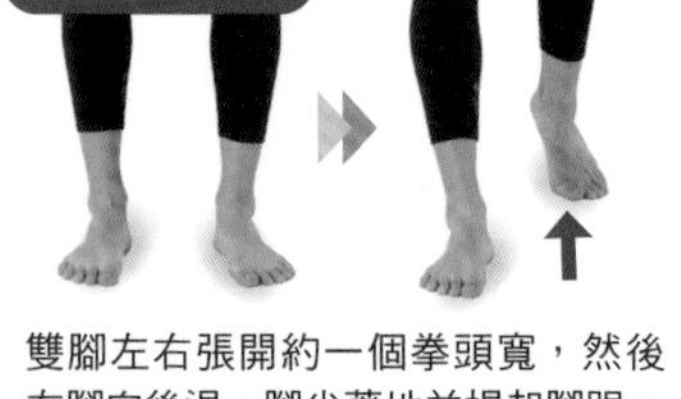

雙腳左右張開約一個拳頭寬，然後左腳向後退，腳尖著地並提起腳跟。

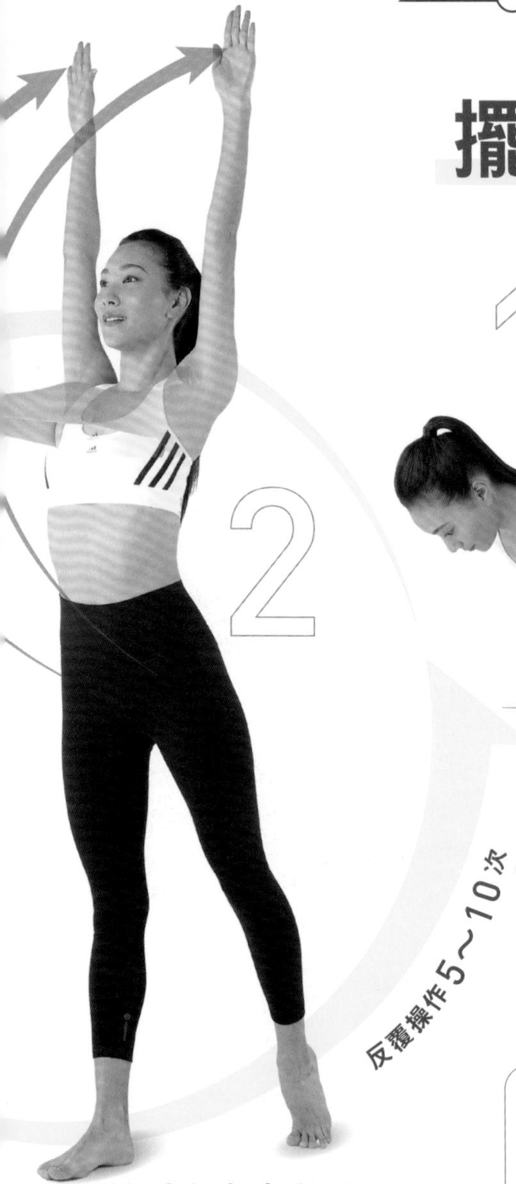

雙臂向上高舉過頭

站起身的同時將雙臂擺動至頭頂上方。

3 上半身向後仰

手肘向後拉並讓上半身向後仰，臉部朝向斜上方。

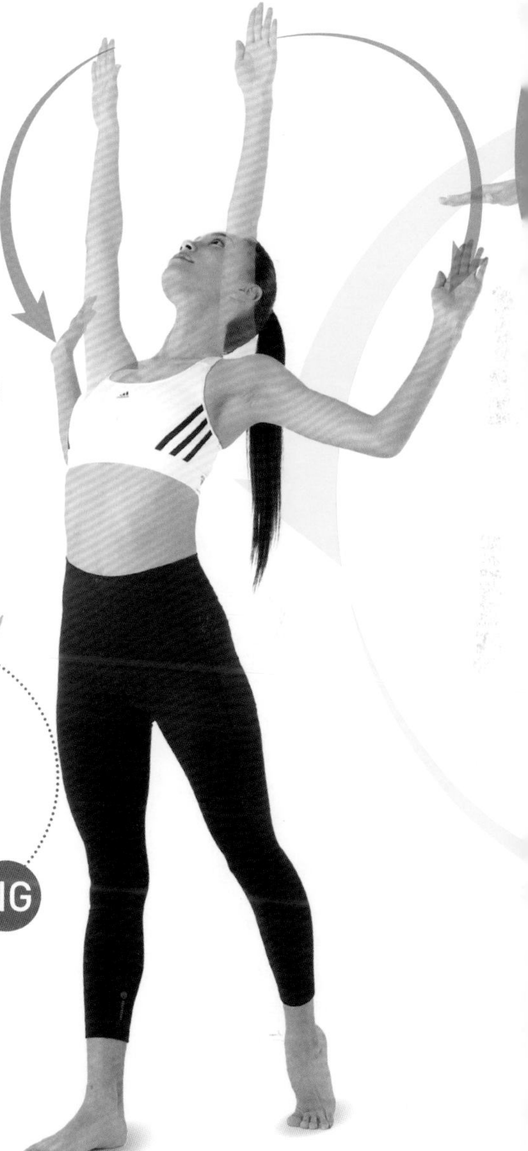

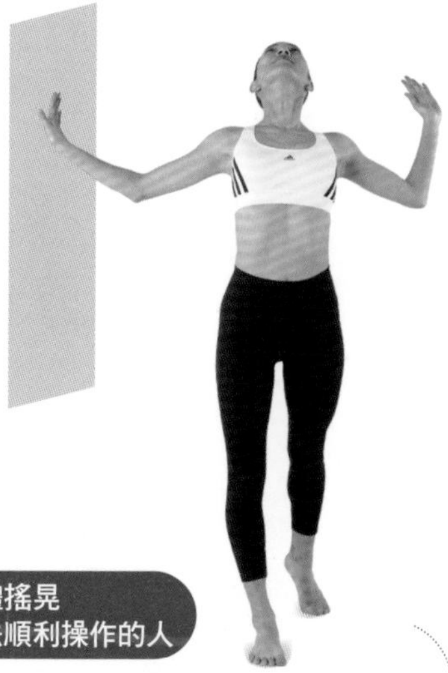

身體搖晃
無法順利操作的人

身體容易搖晃的人可透過手扶牆壁等方式，在能確保身體穩定的場所做操。

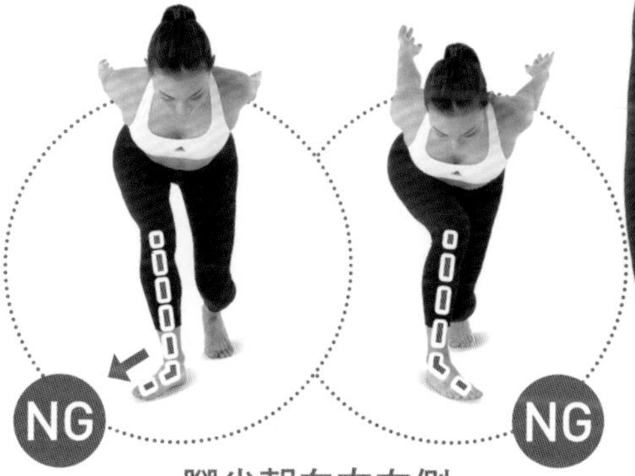

腳尖朝向左右側

腳尖和膝蓋的活動方向如果不一致，容易造成膝蓋疼痛。

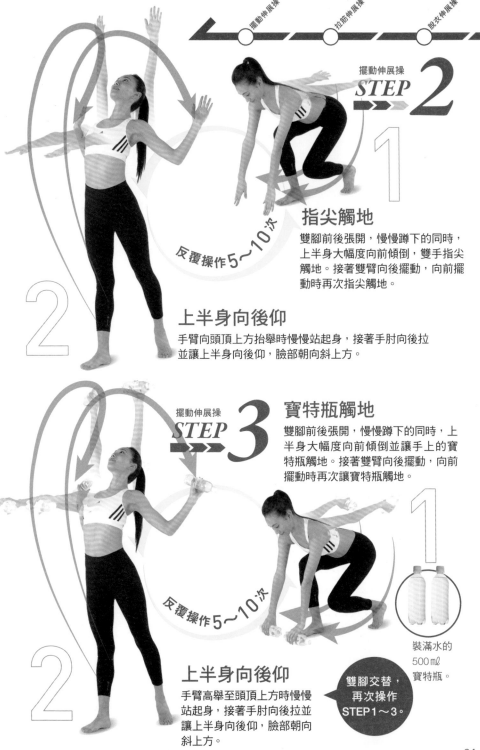

擺動伸展操 STEP 2

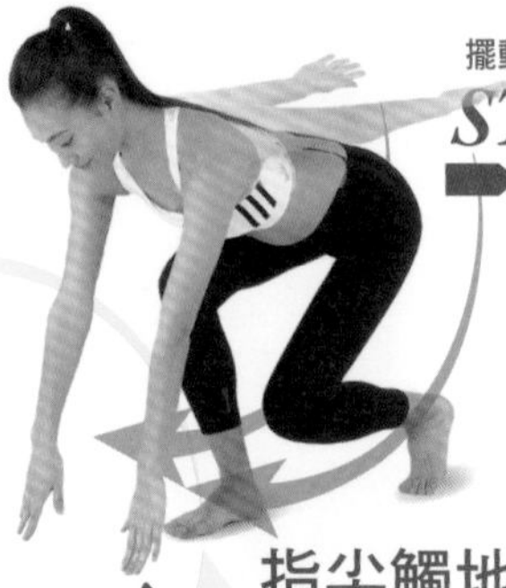

1

指尖觸地

雙腳前後張開，慢慢蹲下的同時，上半身大幅度向前傾倒，雙手指尖觸地。接著雙臂向後擺動，向前擺動時再次指尖觸地。

反覆操作5～10次

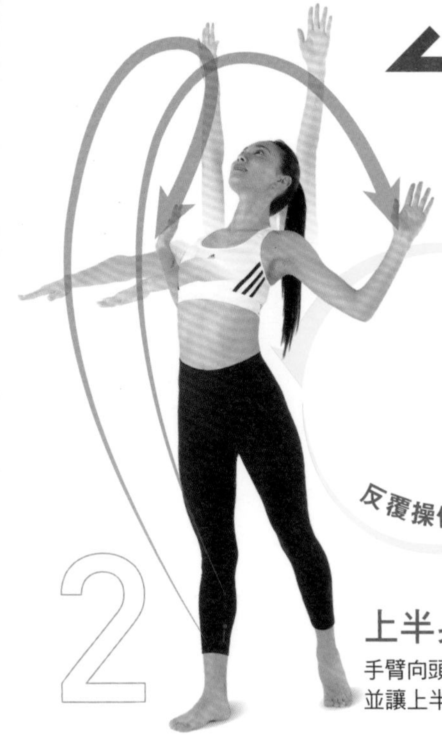

2

上半身向後仰

手臂向頭頂上方抬舉時慢慢站起身，接著手肘向後拉並讓上半身向後仰，臉部朝向斜上方。

擺動伸展操 STEP 3

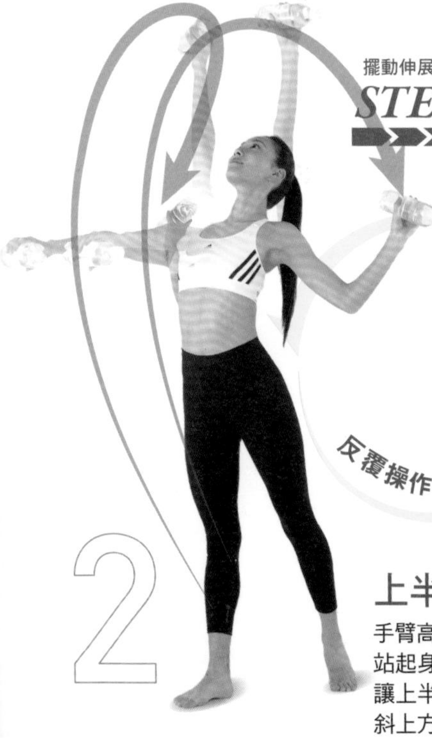

寶特瓶觸地

雙腳前後張開，慢慢蹲下的同時，上半身大幅度向前傾倒並讓手上的寶特瓶觸地。接著雙臂向後擺動，向前擺動時再次讓寶特瓶觸地。

1

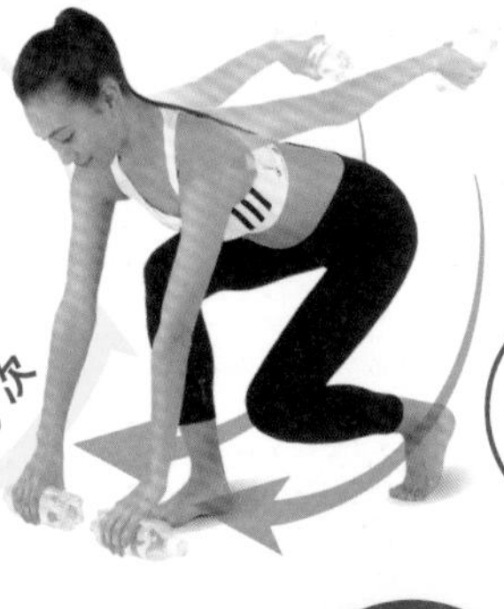

反覆操作5～10次

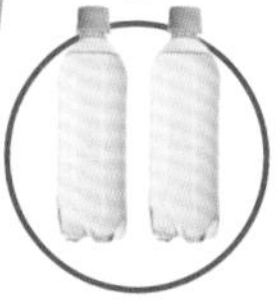

裝滿水的500㎖寶特瓶。

2

上半身向後仰

手臂高舉至頭頂上方時慢慢站起身，接著手肘向後拉並讓上半身向後仰，臉部朝向斜上方。

雙腳交替，再次操作STEP1～3。

適合膝蓋和腰部等處疼痛的人

對於有膝蓋痛或腰痛的人來說，剛開始操作任何運動時，最擔心的問題就是「不會造成膝蓋痛或腰痛嗎？ 不會導致疼痛惡化嗎？」。

循環系統伸展操以不造成膝蓋或腰部疼痛的動作為主，所以只要正確操作，幾乎不會引起任何疼痛現象。

沒有負荷集中在膝蓋或腰部關節的跳躍、用力踏步動作，而且從一些類似暖身操感覺的小動作開始，然後再逐漸加大動作幅度。

此外，動作的方向和強度不斷改變，避免對同一關節的同一部位持續施加負荷，減少疼痛情況發生。有膝蓋或腰部問題的人，同樣能夠安心操作這套伸展操。

有疼痛現象的人

「但……還是很擔心」有這種想法的人肯定不少。因此，針對有膝蓋痛或腰痛的人，我們進一步介紹能夠減輕負荷的動作教學影片供參考。

具體而言，針對關節活動範圍擴大時會產生疼痛的人，動作只做到容易引起疼痛的角度之前；針對擔心膝蓋疼痛的人，限制下肢的動作方向，並且為了避免增加肩膀和腰部的負荷，將雙手動作改為單手逐一進行的動作。

每一項伸展操都非常重視安全性，持續進行不僅能使肌肉更強壯，也能連帶強化關節。假設仍然感覺到強烈疼痛，請暫停操作該項動作，並且諮詢醫師看自己適合哪些動作。

做得到的人再多嘗試1個動作！

扭轉伸展操

補足日常生活中逐漸減少的手臂扭轉動作

轉動伸展操

STEP 1

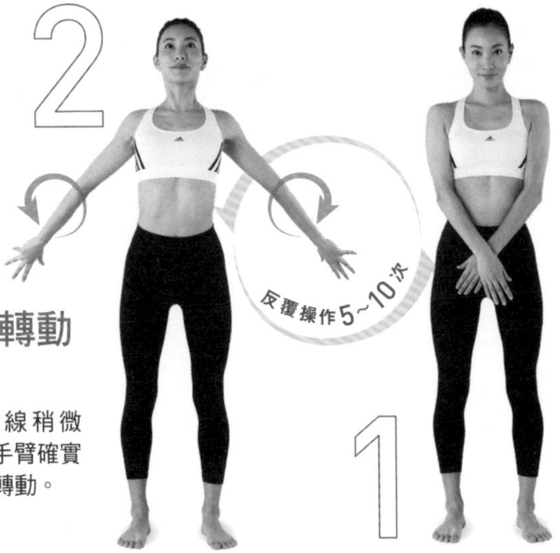

手腕交叉於身體前面

雙腳張開與腰同寬，手腕交叉於身體正面。

確實轉動手臂

眼睛視線稍微朝上，手臂確實向外側轉動。

轉動伸展操

STEP 2

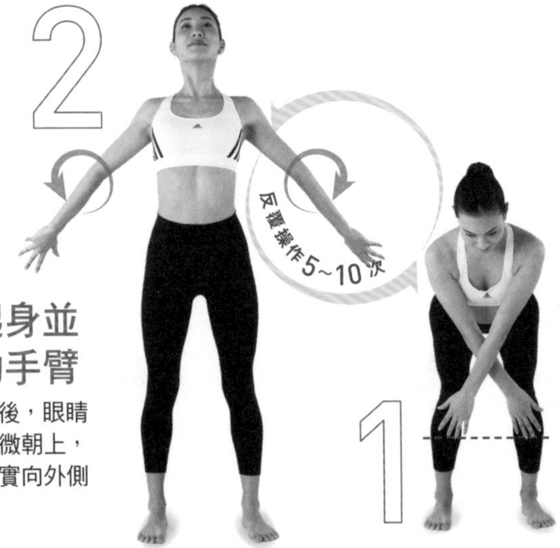

雙手交叉於膝蓋前方

臀部稍微向後拉，雙手交叉且手腕大約位在膝蓋附近。

站起身並轉動手臂

站起身後，眼睛視線稍微朝上，手臂確實向外側轉動。

轉動伸展操

STEP 3

雙手交叉於小腿前側

臀部向後拉，雙手交叉且手腕大約位在小腿前面。

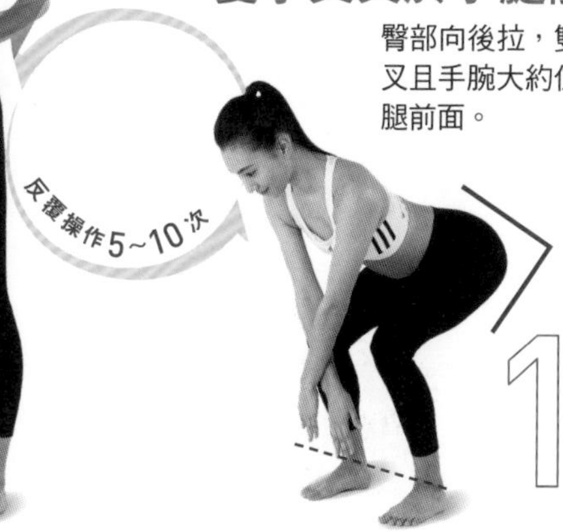

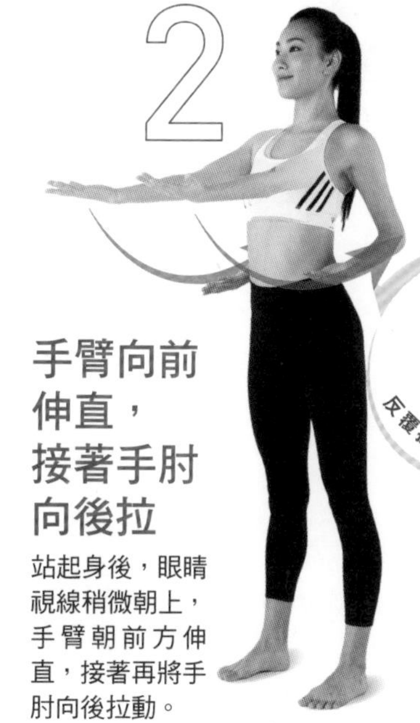

手臂向前伸直，接著手肘向後拉

站起身後，眼睛視線稍微朝上，手臂朝前方伸直，接著再將手肘向後拉動。

轉動伸展操

STEP 4

雙手交叉於小腿前側

臀部向後拉，雙手交叉且手腕大約位在小腿前面。

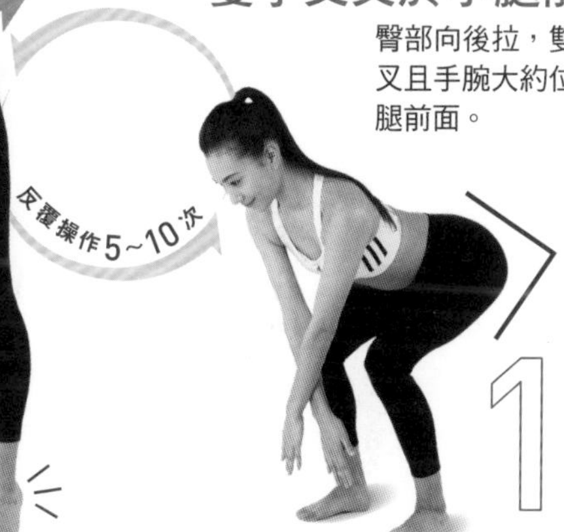

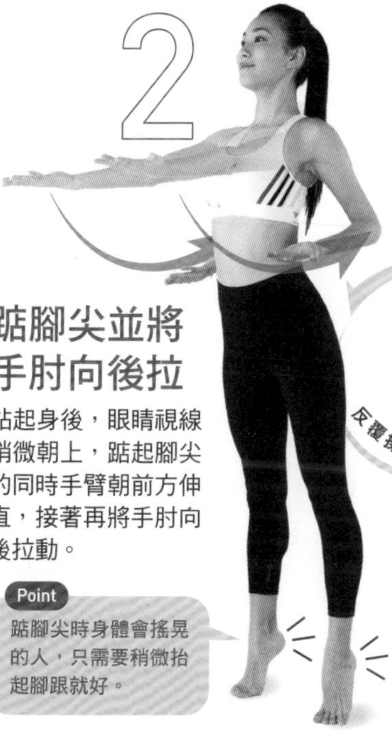

踮腳尖並將手肘向後拉

站起身後，眼睛視線稍微朝上，踮起腳尖的同時手臂朝前方伸直，接著再將手肘向後拉動。

Point
踮腳尖時身體會搖晃的人，只需要稍微抬起腳跟就好。

持續循環系統伸展操的優點❶

在家就能短時間內改善全身血液循環

無法維持運動習慣的原因當中，排名第一的就是「沒時間」。

不管是去健身房運動，還是外出散步或慢跑都必須事先更換衣物，光是出門前的準備就得花上10分鐘左右，運動幹勁也可能因此下降。

循環系統伸展操的效率高，是一種能夠活動更多肌肉，快速促進血液循環的運動。一想到要運動，無須在意他人眼光即可立即開始，不需要換衣服，也不用暖身，短短5～10分鐘內就能完成。從事其他運動所需要的更衣時間就足以最大化提升血流，真的是一種堪稱特效藥的運動。

而且從監測結果清楚可知，雖然只是伸展操，卻具有增加肌肉、消除體脂肪的肌肉鍛鍊效果。另一方面，伸展操主要集中在「少活動」的部位和「不易活動」的部位，即便是小負荷運動，對平時沒有運動習慣的人來說，也足以紮實地刺激肌肉，因此能夠獲得增加肌肉量的結果。增加肌肉的同時也能增加微血管，自然能夠打造一個血液循環良好的身體。

我建議每天早上進行循環系統伸展操。詳細原因於之後的內容中說明（P84～P85），但基本上，早上操作能夠讓你一整天都充滿活力。

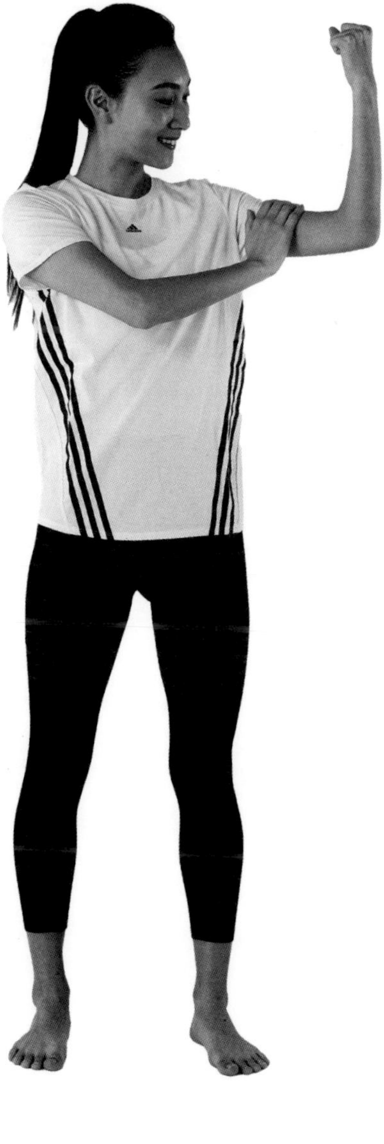

持續循環系統伸展操的優點❷

不易造成膝蓋和腰部的負擔

光是單腳站立的這個動作，膝蓋就必須承受2倍體重的負荷，跳躍時則必須負荷6倍體重。但進行循環系統伸展操時，由於是雙腳著地，並不會額外造成膝蓋負擔。

而且膝蓋的彎曲伸展也是從小幅度動作逐漸加大。低負荷反覆進行膝蓋的彎曲伸展運動，促使作為潤滑劑的關節滑液分泌，幫助關節活動更加順暢。大家可以安心持續操作。

但有一點請大家務必多留意。彎曲膝蓋時，務必讓膝

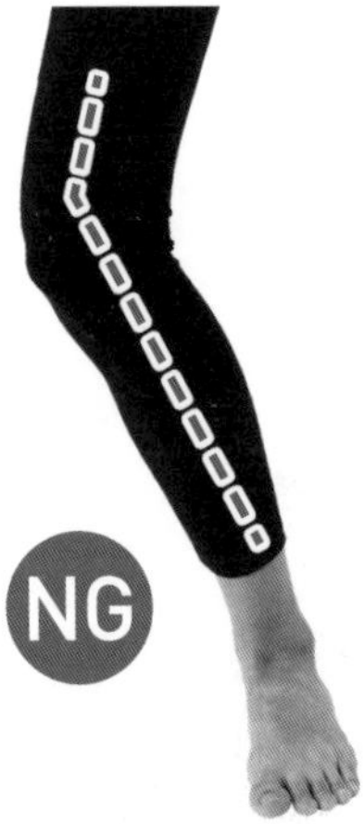

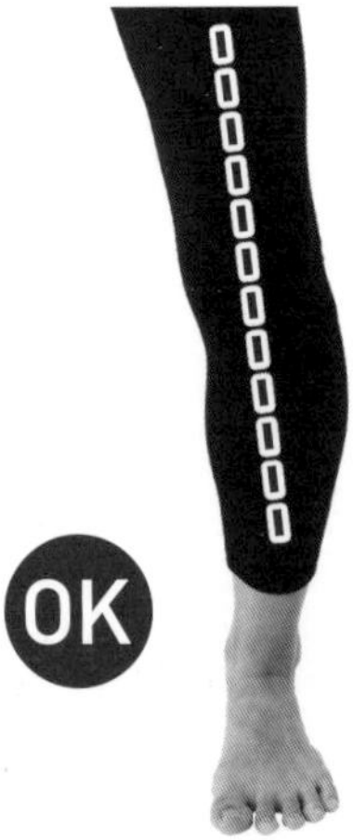

蓋和腳趾尖朝向同一個方向。女性容易有膝蓋朝向內側的現象，但由於膝關節原本的構造就是擅長前後彎曲伸展，一旦扭轉或從側邊施加負荷，很可能造成損傷。

除此之外，循環系統伸展操③中有個上半身向後仰的動作，操作時注意腰部不可過度反折。重點是「不要試圖反折腰部」。將注意力擺在擴胸時，肩胛骨互相靠攏，這樣就不容易造成腰部負擔，身體也能更加靈活。

如果還是對此感到不安，建議一開始減少操作次數。雖然每個動作的基本操作次數為10次，但起初能以3次為限，熟悉後再慢慢增加操作次數。

3次、5次、7次……逐漸增加操作次數，最後能夠毫不勉強地重複操作10次時，相信您的身體已經產生變化。

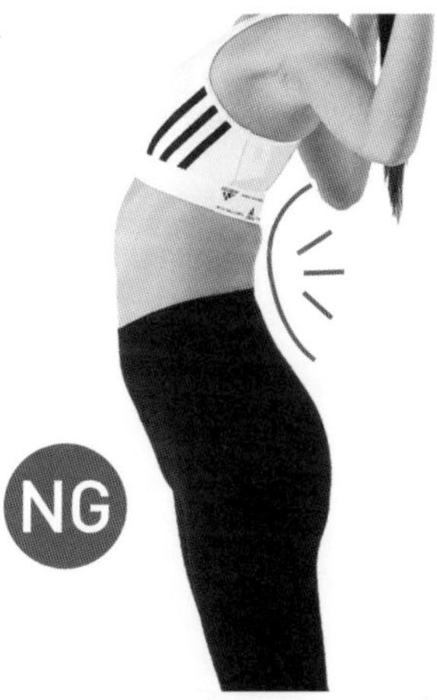

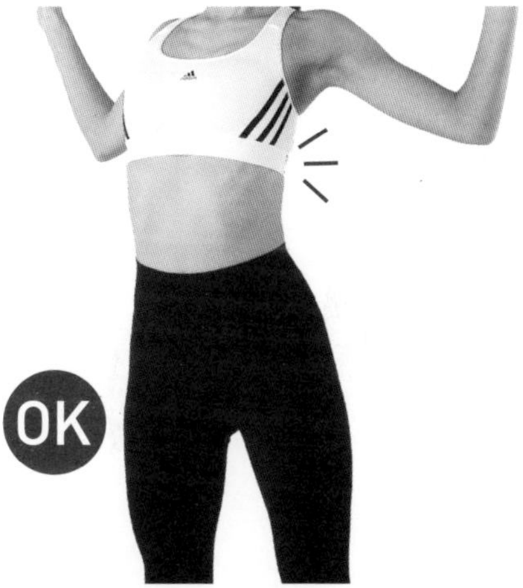

持續循環系統伸展操的優點❸

改善淋巴循環，具消水腫效果

人體全身布滿動脈和靜脈，而伴行靜脈並循環於全身的則是內有淋巴液流動的淋巴管。

淋巴液的主要功用是將老舊廢物運送至靜脈。常聽患者說「到了傍晚時分，因為腳水腫而導致鞋子變緊」，而這個「水腫」的真正原因就是淋巴液滯留。

淋巴液和靜脈血液相同，都是透過肌肉收縮促使順暢流動。但如同水由高處往低處流，淋巴液也因重力關係而容易蓄積在腳部，需要藉由活動下半身肌肉，像幫浦作用般將流至雙腳的淋巴液和血液向上推送。然而，長時間久坐，沒有活動下半身肌肉的話，淋巴液和靜脈血液容易持續滯留在下肢，最終導致「水腫」，雙腳緊繃腫脹。

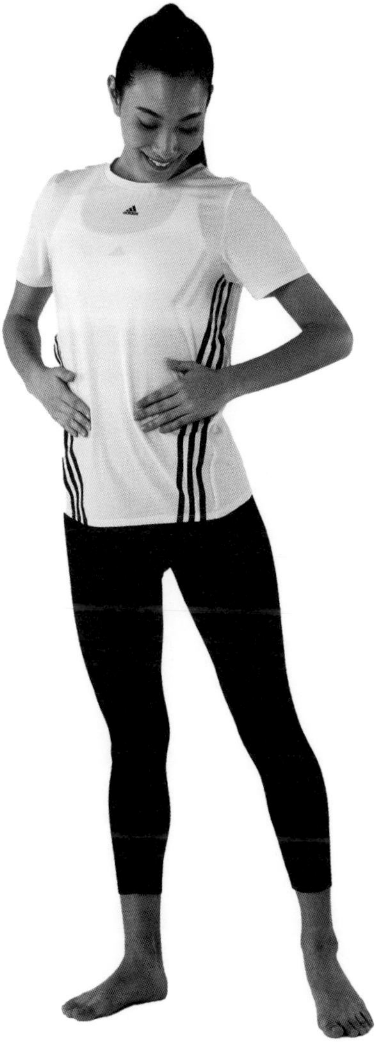

循環系統伸展操持續伸展收縮下肢肌肉，幫助消除因缺乏運動而引起的水腫。相較於散步，由於能夠活動較多肌肉，因此更能有力且快速改善全身循環，幫助停滯的淋巴液和血液順暢流動。

introduction

chapter 1

chapter 2

為什麼想要開立循環系統伸展操處方

Medical Exercise to Improve Blood Flow

chapter 3

為什麼身體肌肉一直衰退流失？

我們人體擁有「適應環境」的傑出系統。

舉例來說，假設每天跑步跑到氣喘吁吁，那麼就算是原本跑不了百米的人，也能在身體適應環境後，成功完成全程馬拉松。至於肌力訓練，即便一開始只能勉強舉起5kg啞鈴的人，若能持續適度增加重量，最終舉起100kg的啞鈴也並非不可能的事。

但可惜的是反之亦然。也就是說，缺乏運動的身體同樣會在不知不覺間變成「不動是最舒適的環境」。置身於平時以車代步或使用手扶梯的環境中，慢慢會失去長距離行走和爬樓梯的力量；而長時間久坐工作的人，他們的身體會變成只適應坐著，其他一概不擅長。如果因為住院等無法活動身體，我們的肌肉會以1天1%的速度逐漸流失。肌肉多的優點是讓身體強而有力，但缺點是對身體也會造成負擔。

肌肉量減少，微血管跟著減少，血流量因此下降

「身上長肌肉有助於減重」，這是因為活動肌肉會消耗大量能量。事實上，身體持續監控這些「耗能高的肌肉」，準備隨時伺機消除。因此，一旦處於不活動身體的環境中，肌力、心肺功能和柔軟性會因為適應這種狀態而逐漸下降，最後演變成「走路和爬樓梯都是件困難的事」。肌肉量減少，微血管跟著大量驟減，導致血液流動變差，結果進一步出現肥胖、疼痛、四肢冰涼等各種身體問題。

刻意從「坐著、躺著」的舒適環境轉變為「活動身體」，這是打造「不疲累、不肥胖、不生病」身體的必要條件。「循環系統伸展操」為沒有運動習慣的身體提供最低限度的適中刺激，因此我們才能迅速感受到正面的變化。

「運動三分鐘熱度」是天性使然

「我當然知道運動對身體很好，但再怎麼努力，唯獨運動習慣無法長期維持下去。」

不少人都這麼說，但其實一點都不奇怪。能夠長期維持運動習慣靠的是動力和毅力，事實上，越沒有運動習慣的人，越容易陷入「隱形疲勞」中。

首先，根據「柔軟性低的人容易疲勞」的研究資料顯示，身體的柔軟性與疲勞息息相關。沒有運動習慣的人，身體普遍較為僵硬，這是因為肌肉中的微血管減少，造成血流量降低所致。如同濕潤柔軟的麵包失去水分時會變硬，肌肉中的血液（水分）變少時，肌肉也會逐漸變僵硬。

在這種狀態下突然活動身體，僵硬且收縮的肌肉和血管會因為被強烈拉扯而產生強大抵抗力，這時候身體消耗大量能量，在不知不覺間陷入疲勞困倦的狀態。體內的反應引發我們對運動產生「疲累、痛苦」等強烈的負面情緒，造成身體越來越不想動。所以才會有這麼多人對運動都只有三分鐘熱度。不過，現在不用擔心了，循環系統伸展操既能逐漸改善柔軟性問題，也有助於擴大身體活動範圍，如此一來，自然不容易發生「隱形疲勞」的問題。

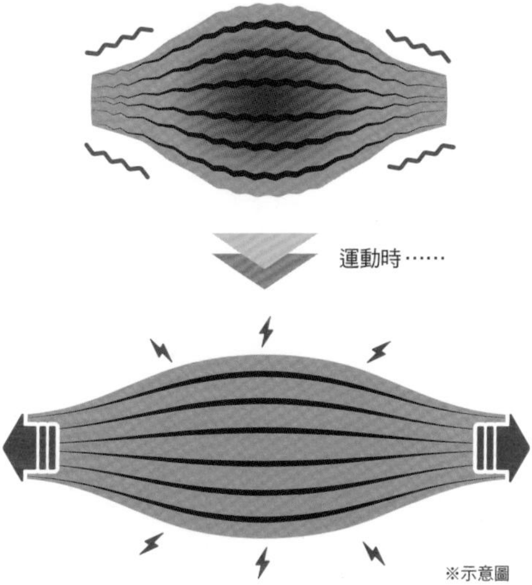

※示意圖

讓缺乏運動
而收縮緊繃的身體
動起來其實很辛苦

一旦活動量下降成為常態，身體會因為習慣成自然，使肌肉經常處於緊繃收縮狀態。所以從事運動時，拉伸的肌肉因為消耗大量能量而造成身體產生疲憊感。疲憊感降低運動意願，進而使肌肉變得更加僵硬緊繃，陷入一連串惡性循環中。

全世界最常久坐的日本人，軀幹容易僵硬緊繃

大家知道自己一整天坐著的時間有多久嗎？

資訊科技發達的現代社會裡，全世界的人久坐時間都增加了。根據資料顯示，日本人是全球久坐的第一名。相較於世界平均每日久坐8小時，據說日本人每天久坐長達10小時（世界的平均數為5小時左右，而日本為7小時左右）。長時間久坐會使活動下半身關節和肌肉的時間大幅減少，導致血液和淋巴液回流至心臟的肌肉幫浦作用次數會跟著驟減，這容易造成足部血流不足。一旦全身血流不順暢，腦部將無法獲得足夠的血流供應。肩胛骨、脊椎、髖關節等部位也因為缺乏活動而逐漸僵硬，最終招來不舒服的每一天。如果肌力和體力又持續下降，更是難以擺脫疲勞的折磨。

必須坐在辦公桌前工作的那一天，我習慣設定計時器，每30分鐘站起來活動一下身體。久坐2、3個小時後，腰腿漸漸疲勞，肩膀一帶也會變得十分緊繃。我之所以有這種感覺，是因為平時有運動習慣，但對於已經過度適應久坐生活的人來說，他們可能在毫無任何感覺的狀態下承受身體的種種不適。現在就讓我們先從減少久坐時間開始，勇敢踏出消除不適症狀的第一步。

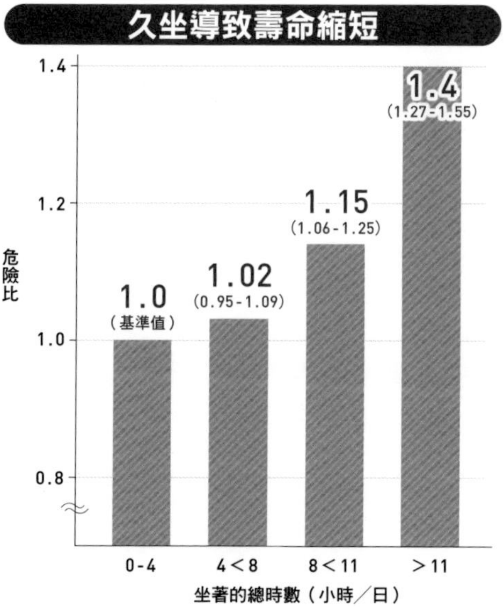

Van der Ploeg et al. Arch Intern Med. 2012

1天久坐8小時增加死亡風險

根據澳洲學者的研究，每天久坐8小時會增加罹患糖尿病和心臟病的風險，甚至死亡率也跟著攀升。久坐11小時以上的人，死亡率比久坐4小時以下的人高出40%。

持續久坐2.5小時，每天增加350大卡的肥胖風險

這對辦公桌久坐族來說，是個極為殘酷的事實，但據說持續久坐2.5小時，每天會增加350大卡的肥胖風險，這表明了肥胖和久坐時間息息相關。企業方面考量肥胖與疾病風險，開始引進能夠站著作業的升降式辦公桌，或者設置站立辦公區，積極打造讓員工能夠站著工作的環境。

本書的監修者田畑醫師表示，過去針對有肥胖傾向的慢性病患者，醫師的建議通常是「多做些有氧運動」。然而有感於近來覺得運動門檻過高的患者逐漸增加，醫師轉為建議患者「盡量縮短久坐時間」。循環系統伸展操就是為這些人所設計，「比藥物有效」的運動，希望大家務必嘗試一下。

如果有人認為「我每天都站著工作，站到雙腳疲累，我應該不會有問題。」很抱歉，我必須告訴您站著工作時，所有負荷集中在雙腳為主的肌肉上，雙腳容易產生強烈疲憊感，而且相對於雙腳，身體其他部位並未充分活動。一旦雙腳水腫情況變嚴重，血液流動越容易受到阻礙。

細瘦體型的人經常活動身體

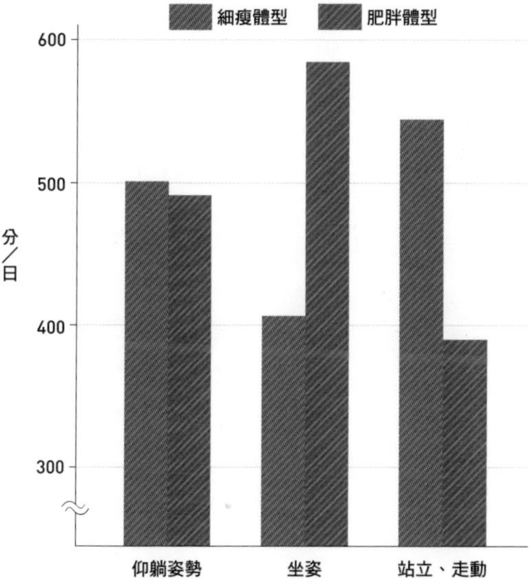

James A Levine et al. Science. 2005

坐著的時間長短區分為細瘦體型和肥胖體型

相較於非肥胖者，肥胖者1天久坐長達150分鐘左右，而非肥胖者則是將這段時間用於日常生活活動中。這樣的差異相當於1天350大卡左右。

為什麼一早醒來就感到疲憊又沒有精神

隨著年齡增長，越來越多人感慨「一早才剛醒來就覺得疲勞」，或者「年輕時候只要睡一覺，醒來立刻生龍活虎……」。如果全歸咎於「生活習慣沒有改變，所以都是老化造成」，那不僅無法擺脫這種現象，還可能更加衰退。那麼，到底為什麼一早醒來就感到疲憊、沒精神呢？

睡覺期間雖然翻來覆去，但基本上就是躺著，並不會大幅度活動身體，當肌肉長時間處在受壓迫的狀態，血液循環會因此變差，全身好比瘀血一樣。

如果平時血液循環良好，血管也非常健康，即便睡眠中血流量減少，身體於隔天也能迅速恢復。但日常生活中既沒有增加血流量的機會，再加上微血管逐漸變少，光是睡眠中血流量減少也會對身體造成沉重負擔。這就是為什麼一早醒來就感到疲勞，腰、肩膀、頸等部位僵硬和不舒服的原因。

人類身體畢竟不同於按下按鍵就會發亮的電燈。從副交感神經處於優位轉變為交感神經處於優位，透過心跳數增加，血液才會暢流至全身，體溫和能量也才會逐漸上升。如此一來，身心自然能夠正常運作。然而只要血流量減少，這整個過程便會受到阻礙。

感到疲憊不堪時，提高血流量比能量飲料還有用

進行促使血液循環的循環系統伸展操，不僅在睡眠中改善血流，還能促使排出造成疲勞和僵硬的致痛物質。循環系統伸展操好比是啟動身體和大腦的開關，是一種適合在早上起床或上午等拉開一天序幕時操作的運動。

感到慢性疲勞或強烈精神不振時，比起服用能量飲料或保健食品，不妨先活動一下身體，提高血流量。最重要的是先讓衰弱的身體恢復正常。為此，唯一的方法就是充分活動身體，讓攜帶大量營養素和氧氣的血液確實循環至身體每個角落。

循環系統伸展操
對虛弱者效果尤其顯著

正如本書開頭所介紹，在田畑診所的患者協助下，進行循環系統伸展操的操作監測，從結果可知「沒有運動習慣，而且體力較差者更容易獲得顯著效果」。

從數據中可以看出，完全沒有運動習慣的參與者，不僅肌肉量，甚至有人連骨質密度也有所提升，相反的，參與者的體脂肪則是隨之減少。其實這個結果並非我的預期，所以我感到相當驚訝，也算是一種新發現。

畢竟循環系統伸展操是一種歸類為「動態伸展操」的運動，而且根據大家的認知，伸展操的強度低，不太具有肌肉鍛鍊和減重的效果。或許是因為全身血液循環有所改善，再加上小幅度的下半身運動，進而促使肌力提升和體脂肪的燃燒。

從監測結果得知，患有某些疾病的參與者，其日常生活的活動量都明顯過少。所以越是沒有運動習慣的人，亦即活動量少且血流量低的人，在操作循環系統伸展操後，產生明顯正面變化的可能性更高。

10分鐘左右的「微吃力」讓身體進一步升級

監測紀錄中常見「馬上就流汗」的評語。這應該是因為大家剛開始重複操作不熟悉的動作，感覺「有點吃力」所造成。但隨著持續操作，參與者的身體功能越來越好，評語多半轉為「很舒服、很舒暢」。

循環系統伸展操是一種全新的運動方式，只要運用得當，身體肯定逐漸產生變化，就算是「討厭肌肉訓練，不想進行肌肉訓練」的人也能持續操作下去，不會感到負荷太重。

實在不喜歡運動的人 請務必嘗試看看

到目前為止，我們向大家介紹了增加血流對預防不適症狀和猝死的重要性，以及循環系統伸展操能夠在最短時間內達到預防效果的魅力。但我相信肯定還是有人「就是不喜歡運動」、「有時候就是不想做運動」。對於這些人，我想再介紹一種特別的方法。

那就是交替沐浴。如字面所示，交替進入熱水和冷水的浴缸中沐浴。進入冷水中，全身肌肉和血管因寒冷而收縮，暫時限制血液流動；接著進入熱水中，身體溫度提高使肌肉放鬆、血管擴張，血液立即順暢流動。這是一種利用冷熱溫差促使進行肌肉幫浦作用的沐浴方式，具有極為迅速且顯著的效果。由於「如同運動按摩般有助於消除疲勞」，是許多重視身體保養的運動員相當喜歡的沐浴法。

但唯一的缺點是，一般家庭多半只有一個浴缸。如果住家附近有附設冷水浴的三溫暖或大型澡堂，請大家務必嘗試看看。

另一方面，雖然效果不如交替沐浴來得好，但也可以同時使用淋浴和浴缸，在家裡進行冷熱刺激。操作方式如左圖所示。切記患有心臟疾病和高血壓的人、患有寒冷性蕁麻疹的人不適合這麼做。而患有其他疾病的人，也請先諮詢醫師後再操作。

在家進行交替沐浴

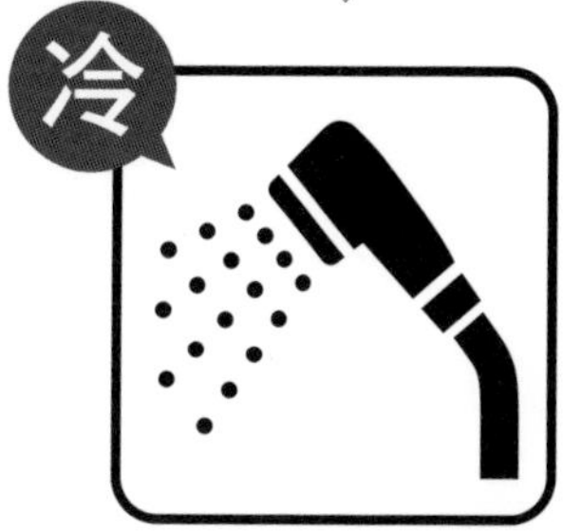

交替沐浴的重點是熱水浴的時間是冷水浴的兩倍。先將身體洗乾淨，稍微浸泡一下熱水，待身體溫熱後再開始沖冷水。先在雙腳和手臂沖冷水30秒～1分鐘。

接著將身體浸泡在熱水中2～3分鐘，熱水要蓋過肩膀。重複5～10次。如果在三溫暖等澡堂操作，則是浸泡冷水1～2分鐘，然後浸泡熱水2～4分鐘。

不強烈推薦散步和廣播體操的原因

散步和廣播體操是極具代表性的全身性運動，無論是否有運動經驗或體力，任何人都能立即操作，但如果「想要有效率且在短時間內增進血流並強化血管」，那我強烈推薦循環系統伸展操。

接下來為大家說明理由。

首先是散步，雖然走路需要使用大量肌肉，但缺點是需要經常活動的部位和幾乎不活動的部位混雜在一起。舉例來說，背部肌肉的運作是為了維持姿勢，但相比於雙腳，活動量相對有限。另一方面，長時間持續相同動作，對肌肉量少的人來說，容易造成主要活動部位的負荷增加，持續時間一旦過久，甚至可能誘發髖關節和膝蓋疼痛等風險。

再來是廣播體操，雖然只有短短3分鐘，動作內容卻相當多樣化，比較可惜的是相同動作的重複次數不多。相比於重複10次、20次的循環系統伸展操，增加目標肌肉的血流和強化血管的效果比較差。

居家運動中，瑜珈是相當受到歡迎的一種，但瑜珈的主要目的是心靈成長，未必能夠在短時間內有效提升全身血液循環。

選擇運動時首重「目的」而非種類

循環系統伸展操結合下半身的蹲踞和弓箭步動作，上半身的前後、左右，以及扭轉等多樣化動作，甚至還搭配大幅度擺動手臂。透過盡量大幅度活動多塊肌肉，迅速且有效促進血流，又因為隨時變更活動部位，有效降低受傷風險。

散步或瑜珈等運動並不是不好，只是既然花費時間運動，理當選擇能夠達到目的且能有效獲得最佳效果的運動種類。如果喜歡散步或瑜珈，事先進行循環系統伸展操也是不錯的方法。不僅能使動作更加流暢，也能提升健康效果。

循環系統伸展操
何時開始都不嫌晚

我的祖母於98歲時診斷罹患肺癌。幾年過去，癌症並未嚴重惡化，於是祖母秉持「如果要繼續活下去，希望不給周遭人添麻煩」的信念，開始進行自我訓練。她的動力來自於「不想接受照護」、「自己還做得到」的強烈想法。

她躺在床上，上下擺動雙腳、深蹲、確實咀嚼並吞嚥以提升口腔肌力。為了不使用尿布，他也積極鍛鍊骨盆底肌。

結果年過100歲時，她依舊很有活力且表情神采奕奕。久違見面時，她很自豪地展示自己能夠單腳深蹲20次。

只要持續鍛鍊，無論幾歲都能增長肌肉並改變身體，這一點已經經過科學實證。

並透過親眼目睹100歲祖母的變化，我更能真實地向客戶和媒體傳達這個事實。

無論從臥床或100歲高齡起，身體都能產生變化

我的祖母享年104歲，但她即便高齡100歲，還能發揮人體的潛在能力，這一點令我十分感動。在本章的一開始，我提到人類具有適應環境的能力，而這種能力存在於任何年齡的每一個人身上。

嘗試挑戰循環系統伸展操的參與者最初都反應「有點喘、有點吃力，但努力一下還是做得到」。事實上，這種「有點吃力」的運動在某種程度上比藥物更能增強身體活力。

無論80歲或90歲，依舊能夠增肌且促進血管健康。千萬不要因為上了年紀或不擅長運動，就覺得「自己辦不到」而放棄，請相信自己並開始進行循環運動伸展操。

唯有運動才能活動大腦並預防衰退

身體運動的過程非常複雜，涉及大腦各個不同領域，這種複雜程度從科技發展的經歷中清楚可見。

舉例來說，電子計算機的電腦在20世紀取得驚人的進步，而這些技術如今正活用在現代人類的生活各個層面中。

然而擁有足以匹敵人類的的運動能力，名為Atlas（阿特拉斯）的仿人機器人則是近年來（２０１８年）才蔚為話題。這意味著即使現代科技發達，要打造透過電腦控制以做出和人類一模一樣的動作，甚至更靈活的機器人是一件相當困難的事。

持續呼吸且邊活動身體的有氧運動能顯著改善腦部的血液循環，從而使血液帶著大量氧氣和營養素進入大腦。除此之外，邊活用大腦邊運動還能幫助活化更多大腦的不同區域。

換句話說，比起散步等反覆操作單一動作的運動，跳舞或體操等多項動作組合，而且必須按照順序操作不同動作的運動，更適合活化大腦。

有氧運動是預防失智症的最佳方法

據說每週運動2次的人罹患阿茲海默症失智症的風險，比不運動的人少了5成。另外，根據研究顯示，有氧運動有助於增加腦內號稱記憶司令官的海馬神經細胞。能夠促進增加全身血流量的循環系統伸展操，可說是最適合促進大腦活化的運動。

最後，為了維持大腦良好的血液循環，每天給予刺激也是非常重要的。享受填字遊戲和數讀的樂趣固然很好，但光靠這樣並不足夠。無法出外散步時，也請務必積極進行只需要10分鐘左右的循環系統伸展操。

為什麼醫生總是叮嚀「請多運動」

根據糖尿病治療中關於運動療法現況的全國性調查結果，指出「缺乏適當的指導者，是運動療法指導受阻的原因之一」。

有關運動指導的情況，目前約52％的患者「接受醫師指導」，約30％的患者「從未接受醫師指導」。而接受醫師的運動療法指導時所面臨的問題包含「無法抽出足夠的時間」、「沒有適當的運動指導員」等。

在這種情況下，對於患有慢性病、未到患病程度且未接受運動指導的人，我有個非常簡單的建議，希望這些人都能加以實踐。那就是透過肌力訓練以維持最低限度肌肉量，以及進行一些讓呼吸稍微急促，略有強度的運動以提升心肺功能。這是保護生命的重要習慣。

運動為虛弱的身體帶來積極正向的變化，這一點已經經過多項研究證實。這就是為什麼多數醫師強烈建議「多運動」。

來自東京都醫師的運動指導委託

當我出版《醫生說「請你運動！」時，最強對症運動指南（医師に運動しなさいと言われたら最初に読む本）》這本書時，我意識到醫院內的運動治療其實並不普及。而值得慶幸的是這本書不僅再次印刷，我們更收到「醫生叫我要運動，但實在不曉得該怎麼做才好，很感謝有這本書的存在。」等許多回饋，這讓我了解到其實有很多人正為運動方法感到苦惱。

除此之外，我還收到來自東京都醫師協會的演講邀約，以及擔任認證運動醫師的研習講座教師。

主題為「讓患者持續運動的方法」，以及「如何為患者和運動指導員搭起橋樑」。這時我才知道「啊，原來醫師也煩惱著如何讓患者培養運動習慣。」

那麼，多數患者為什麼無法持續運動呢，最大理由就是「感受不到」明顯變化。

我長年在早稻田大學的進修推廣部，擔任運動指導，而我所帶的課程名稱為「伸展操」，主要向學生們介紹循環系統伸展操。基於課程名稱，不少學生認為「伸展操應該很輕鬆」、「既然不是肌肉鍛鍊，應該不會太吃力」，因此吸引了許多學生參與這門課程。

然而實際上，有些學生實際操作後感到微吃力，但他們也沒有因此覺得受騙而退選。

人類無法持續沒有「獎勵」的苦差事

人類的意志力薄弱，如果必須像修行般持續討厭的運動，光用想的就覺得心累、想放棄，畢竟無法從運動中感到樂趣、舒適、愉悅。

解決這個問題的對策之一就是獲得「身體產生變化！」的成就感。當身體產生變化，無形中會形成一股動力，並且從而感受到快樂。參加我的講座讓身體有所改變，進而帶著笑容堅持下去就是最好的證明。

運動能帶來正面的改變，只要加以實踐，任何人都能獲得這些影響與變化。然而想要以最小限度的勞力獲得身體變化，還是需要符合個人需求的運動菜單。基於這樣的關係，我認為醫院需要能夠開立適當運動處方的運動專家。

不應該向醫師尋求所有問題的正確解答

許多人認為就算醫院裡沒有運動專家，只要關於身體大小事，問醫師應該都能獲得解答，事實並非如此。有些內科醫師說不出全身肌肉的名稱，有些醫師是手肘手術專家，卻無法解決肩膀問題。專業領域不同，當然也會有不了解的事。再說要醫師在百忙中抽空進行運動指導，更是強人所難。

所以我能夠理解那些認真關心患者的醫師，他們為了如何提供運動指導而傷透腦筋。

但話雖如此，醫師也不能隨口說出「去健身房運動」這種話。因為健身房的教練未必能針對身體不適的高齡者給予適當的運動指導，而且這些患者多半患有疾病，再加上高齡者的骨骼脆弱，關節活動範圍和肌肉強度因人而異，最終可能只得到簡單的一句話「不然你做做深蹲就好。」

我心目中最理想的方式是打造一個醫師和教練能夠共同合作的環境。患者先接受醫師的診療，而診察室裡以窗簾布隔出一個空間作為訓練室，醫師診斷為「需要運動」的患者，當場移動至訓練室。在訓練室裡患者取得適當的運動處方，並且接受運動指導。田畑診所目前已經實現這個理想的方式。

為幫助患者重拾健康的醫師建立評價制度

如同醫藥分業制度，如果醫院內也能區分「醫療」和「運動」，並且由專家提供適當的治療，那該有多好。

順帶一提，醫師之所以沒有提供運動指導，原因包含68％專科醫師、64％一般內科醫師「醫療行為並未反映在診療報酬上」。就算鼓勵運動，也未必能夠獲得診療點數、健保費用點數。在繁忙的看診過程中，與其花時間給予運動指導，不如直接開藥反而能獲得較多的健保費用點數。

如此一來，若不進行大膽的改革，從開藥以維持醫院經營的制度改為讓患者脫離服藥即可獲取大量健保費用點數，減少慢性病患者和減少社會安全費用將會變得窒礙難行。

創造有利於停藥的環境對醫生來說是最大的回報。而對患者來說，打造這樣理想的環境應該同樣至關重要。

introduction

chapter 1

chapter 3

血液循環差
導致血管衰退
並大幅增加
罹患疾病的風險

Medical Exercise to Improve Blood Flow

血液循環變差 導致血管逐漸脆弱

前幾個章節中曾經說明增加血流量對身體有多麼重要，以及有效促進全身血液循環的「循環系統伸展操」是多麼貢獻良多。然而，對於那些依舊堅持「我還是覺得運動……」、「我的腰抬不起來」的人，我誠心提醒您，不積極解決血流不佳的問題是一件非常危險的事。

關鍵字是「血管脆弱」。

如同10多歲青少年的水嫩肌膚隨著年齡增長而變粗糙，血管同樣也會隨著年齡增長而變硬、變脆弱。而慢性病好比渦輪，一口氣加速整個過程的發生。

飲食和活動量不佳造成內臟脂肪囤積，當血糖值和膽固醇上升，則會造成血液流動變差。一旦血液裡堆滿糖和脂肪，恐進一步演變成動脈硬化，導致高血糖、高血壓、高血脂症的情況惡化。

這時候若不採取對策，身體基礎建設的血管將遭到破壞，在沒有自覺症狀的情況下更容易造成病情急轉直下。因突如其來的心肌梗塞或腦中風而倒下……就算沒有嚴重到致命，也可能因為後遺症喪失行動能力，導致生活品質驟然下降。我想大家應該都不想要有「身體無法自由活動卻還得活上數十年」的這種生活方式。

眾多慢性病中，只要其中一種發病，就容易如同骨牌效應般迅速發展成危及性命的病症。

這種現象稱為「代謝症候群效應」。

如何阻止導致死亡的骨牌效應

延長健康平均餘命的關鍵是盡可能在初期階段阻止代謝症候群效應發生。以改善血流為目的所設計的循環系統伸展操，根據監測結果顯示，血液和血管相關數值有所改善，證實了這是一種能有效阻止死亡骨牌效應的方法。

血液中過多的糖和脂肪損害血管

接下來我想再稍微說明一下關於血管變硬、變脆弱的現象。

動脈硬化起因於血管內膜發炎，傷口逐漸擴大且加深所導致。原因之一為血糖、壞膽固醇、三酸甘油酯過多的「黏稠血液」。黏度高的血液流動時損害血管內壁，血管壁上反覆形成斑塊並脫落，導致血管壁逐漸增厚。

血管變硬且血管內壁增厚時，血管口徑跟著變細，進而造成血液流動不順暢。硬要將血液推送至變硬且變細的血管，容易對心臟造成負荷，也增加血管阻塞或破裂的風險。因此當務之急是找回能夠讓血液順暢流動的柔軟且富有彈性的血管。

不斷在排水溝裡倒入髒汙和廚餘，而且不用清水加以沖洗或打掃，久而久之排水溝變得渾濁黏稠而發出臭味。血管也是同樣道理。請銘記在心，如果不讓乾淨的血液順暢流動，汙垢將逐漸堆積而導致血管變硬、變脆弱。

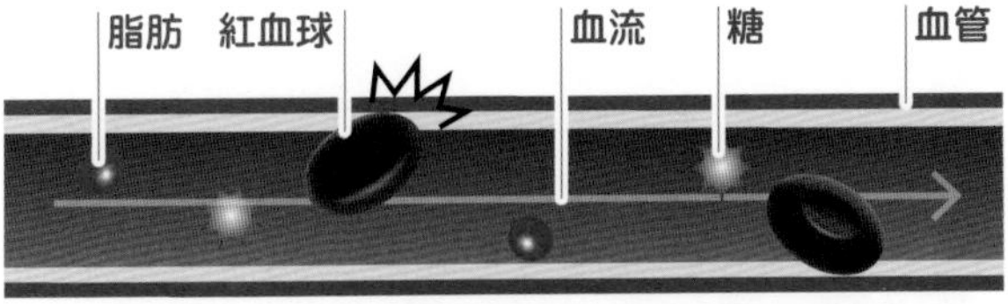

過量的糖和脂肪損傷血管內膜

血液中若存在過量的糖和脂肪，容易變成誘發高血壓、高血脂症、糖尿病等的黏稠血液。黏度高的血液流動時容易損壞血管管壁。

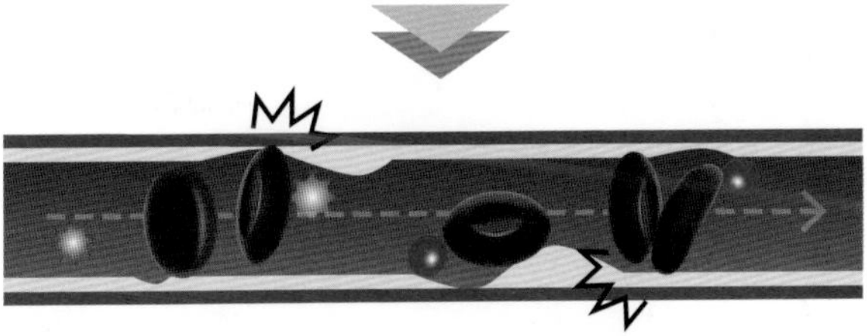

血管變硬變肥厚

被黏稠血液破壞的血管內壁形成斑塊。血管內壁反覆受損，導致血管變硬變厚，進而引起動脈硬化。

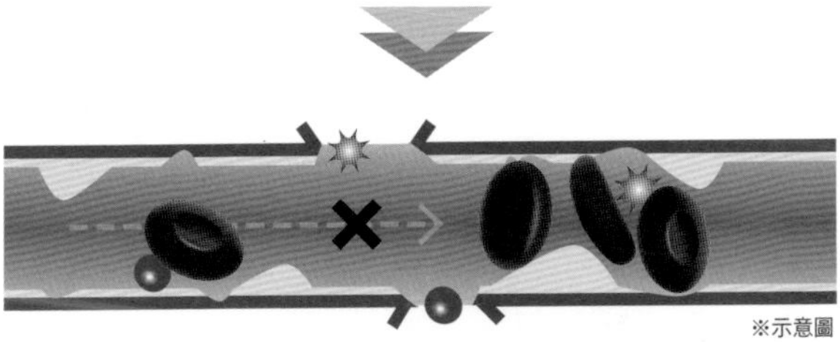

※示意圖

血管阻塞或破裂

脫落的斑塊阻塞血管（血栓），或者脆弱的血管內壁裂開（破裂），容易引起蜘蛛膜下腔出血或缺血性腦中風、心肌梗塞。

血流不足造成肌肉僵硬且萎縮

人體主要有3種血管，將來自心臟的血液輸送至全身的動脈、將繞行全身的血液送回心臟的靜脈，以及連接動脈和靜脈的微血管。若將所有大小血管串連起來，總長約有10萬公里，據說可以繞行地球2.5圈。

人體之所以需要這麼長的血管，原因只有一個。為了將氧氣和營養素運送至身體各個角落。尤其循環於全身的微血管，因為密布在肌肉中，身負運送營養素至每一個細胞的重責大任。

但血流受阻會導致氧氣和營養素難以確實送達肌肉的細胞，而缺氧和營養素不足的狀態更會使肌肉變硬且萎縮。活動量不足且沒有充分活動肌肉的人，1天連1次的全身血液循環都無法確實完成，所以肌肉和血管才會逐漸衰弱退化。這就是為什麼辦公桌族群，以及經常仰賴汽車移動或居家遠距辦公等身體活動量少的人，身體普遍較為虛弱的原因。

基於上述原因，活動肌肉促使血液流動至關重要。

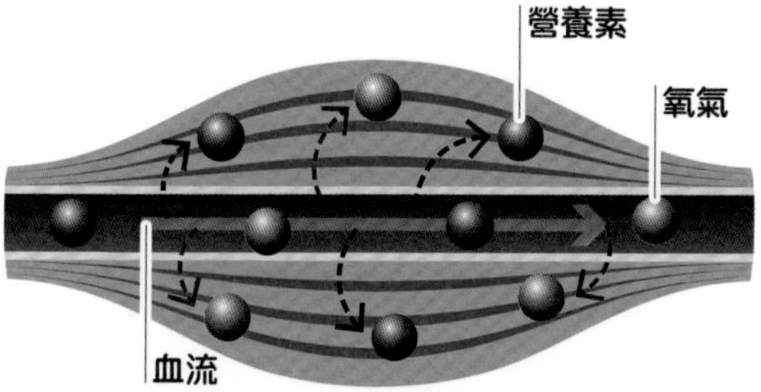

血管輸送氧氣和營養素

血流順暢的話，來自心臟的血液通過動脈並進入微血管，將氧氣和營養素送至身體每一個角落。

血流量減少時…

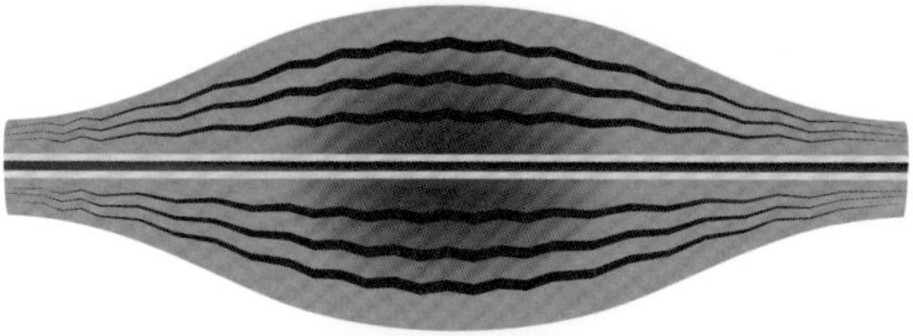

血管變細

活動量不足致使血流持續不順暢的話，因為通過血管的血液量減少，進而使微血管逐漸變細。

營養素無法抵達…

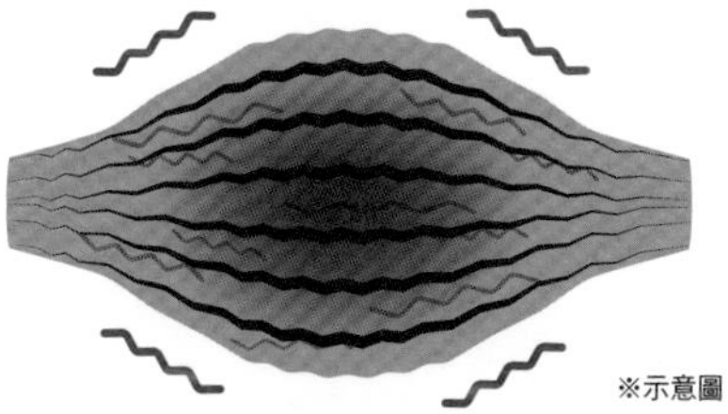

※示意圖

肌肉變硬且收縮

微血管變細使血流量變得更少，導致氧氣和營養素更加無法送達肌肉。肌肉無法獲得所需物質，變得更為僵硬且衰弱。

超過耐用年限的身體，還能持續使用嗎？

日本成年女性的平均壽命已將近90歲，但健康長壽的指標「健康平均餘命」卻仍舊停留在70歲，很遺憾的是這之間存在很大的差距。近年來常聽人推廣「人生100年時代」，但事實上，幾萬年來人類的平均壽命一直未達40歲，從這點來看，不難理解為什麼無論男女大約從40歲起開始主訴各種疼痛或不適症狀。

如果身體並非一開始就設計成能夠健康活到100歲，那我們就必須想辦法維持身體的修復能力。這時候，維持血管的健康就是一種非常有幫助的方法。為了維持血管健康，從事促進血流活動的人和沒有從事促進血流活動的人之間所產生的差異會隨著年齡增長而越來越顯著。本書的監製者田畑醫師是一位內科醫師，他診治過各式各樣的患者，他曾經說過「越到老年，這種差異性越是明顯。」這是我擔任訓練員超過25年以上的體認，而原來「從醫師的角度看來也是如此」。事實上，醫學已經證實增加血流的習慣有助於預防疾病，並且適合作為未病先防的對策。

進行健康檢查以確認血管狀態

首先，透過健康檢查確認內臟脂肪、血壓、血糖值、血液檢驗值等，並且從中找出異常現象，這些都是攸關血管健康狀態的項目。如先前所述，預防疾病從維持健康的血管開始。如果尚處於未罹病的階段，透過重新審視適當的飲食，並且增加身體活動量，血流自然會增加，血壓和血糖值也會隨之下降。血管恢復原有的柔軟彈性，對找回健康和維持健康有相當大的幫助。

另一方面，增加肌肉量的話，運動能夠有效促使胰島素發揮作用，同時也有助於阻止動脈硬化和糖尿病的持續進展。基於這樣的緣故，醫生才會經常建議患有慢性病的患者「多運動」。

然而，為了維持肌肉量或增加肌肉量，除了運動，身體還需要能夠增加肌肉的

「餘裕」。人類從飲食中攝取生存所需能量，但攝取的能量若僅供維持生命，將沒有多餘的「餘裕」用來增加肌肉。尤其近來的粗茶淡飯風潮造成營養和能量攝取不足，不僅年輕女性，這種問題也常見於高齡者，實在是一件令人堪憂的事。

我之所以注意到這一點，是偶然間看到一齣居住在鄉村的老夫婦電視特輯。影片裡介紹老夫婦攝取大量摘取自山裡、田裡的蔬菜，飲食非常「健康」。攝取蔬菜固然是好事，但他們的飯桌上幾乎沒有蛋白質類的飲食。除此之外，米飯分量也相當少。這對夫婦看起來非常消瘦，與其說是苗條，感覺比較像是營養失調。我經常在思考「在世人眼中，這樣的狀態稱為『纖細健康』嗎？」「只吃蔬菜的粗茶淡飯當真是健康飲食嗎？」

高齡者消化、吸收蛋白質的能力降低

高齡者即便攝取蛋白質，也無法像年輕人一樣有效消化和吸收。再加上若沒有一定程度的體重，根本無法引起增肌反應。體內沒有足夠的體脂肪，或者能量攝取不足，導致能量只足夠維持日常生活。

我認為打造「健康身體」的方法是增加肌肉量，增加微血管，促使血液流動順暢。只要進行能夠確實促進全身血液流動的活動，能量消耗量自然隨之增加。這同時也會促進血液中的糖和脂肪的消耗，進而改善血液狀態，並且增加肌肉以維持健康的身體。能夠這樣依序獲得各種益處，即是最理想的狀態。

略有體重的人越容易增加肌肉

先前討論到營養不良的問題，如果有人覺得「自己太胖」，希望你們能夠正向看待這件事，畢竟「略胖代表身體有餘裕增長肌肉」。對體重略重的人而言，日常生活好比輕量級的肌力訓練，脂肪底下應該有一定程度的肌肉。接下來只需要讓這些肌肉動起來。誠心希望大家能像這樣積極思考，並且勤加進行增加血流和強化血管的運動。

為什麼「身體僵硬的人」容易有高血壓問題

據說近9成的高血壓病例沒有明確的病因，但您知道身體僵硬的人比較容易罹患高血壓症嗎？

聽到身體僵硬，大家容易聯想到「肌肉無法伸展收縮」的狀態，但事實上並非如此單純，肌肉本身也可能因身體僵硬而縮短。肌肉長度和通過肌肉的血管長度呈正比，肌肉變硬縮短的話，血管也會跟著變短。

將血管比喻成橡膠水管，大家可能比較容易了解二者之間的關係。用力拉緊肌肉時，通過肌肉的水管（血管）也會被拉緊，一旦水管被拉緊，水管口徑會跟著變細。如此一來，血液通過時因為受到來自內側的壓力施加而導致血壓逐漸升高。這就是身體僵硬的人容易有高血壓問題的原因。

擔心血壓的人，除了改善飲食生活，還需要多關注肌肉的柔軟性。靜態伸展具有使肌肉恢復原本長度的效果，即便每天只是短暫操作，持之以恆必能提升身體的柔軟性，請大家務必嘗試挑戰一下。

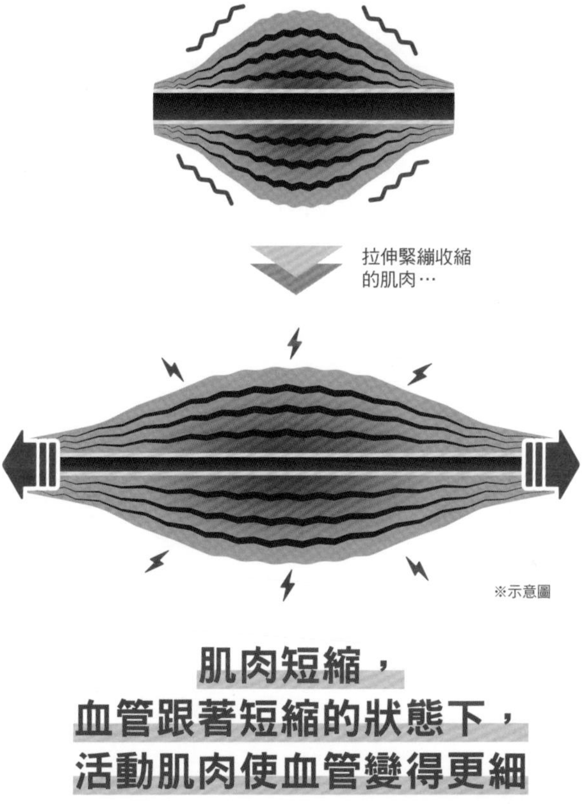

肌肉短縮，血管跟著短縮的狀態下，活動肌肉使血管變得更細

身體僵硬的人，血管容易因為肌肉短縮而跟著變短。這時候拉伸肌肉，肌肉和血管因此變細長。流經細長血管的血液受到來自血管內壁的壓力施加，血壓因此上升。

舒張血管緊繃的NO（一氧化氮）力量

談論了這麼多關於血管的可怕內容後，讓我來分享一個好消息。

運動時，我們的血液產生具血管擴張作用的ＮＯ（一氧化氮）。一氧化氮也是一種經常作為藥物使用的成分，例如患有狹心症等血管阻塞疾病的人，或者高血壓的人都會服用含有一氧化氮成分的藥物。

研究報告指出，進行大量使用肌肉的運動時，血管內皮會釋放一氧化氮。培養運動習慣幫助提高內皮細胞功能，促使產生一氧化氮，進而增加血流量並改善血管狀態。

據說稍微流汗的運動具有改善內皮細胞功能的效果。將運動目標設在每天30分鐘以上，每週180分鐘以上。

確實使用下半身且10分鐘內就能充分流汗的循環系統伸展操也具有產生一氧化氮的效果。每餐飯後進行10分鐘，就能確實達成目標時間，在上班、做家事、出門散步之前操作也是不錯的方法，幫助提升改善血流並強化血管的效果。而既然要「稍微流汗的程度」，那快走會比散步來得適合。

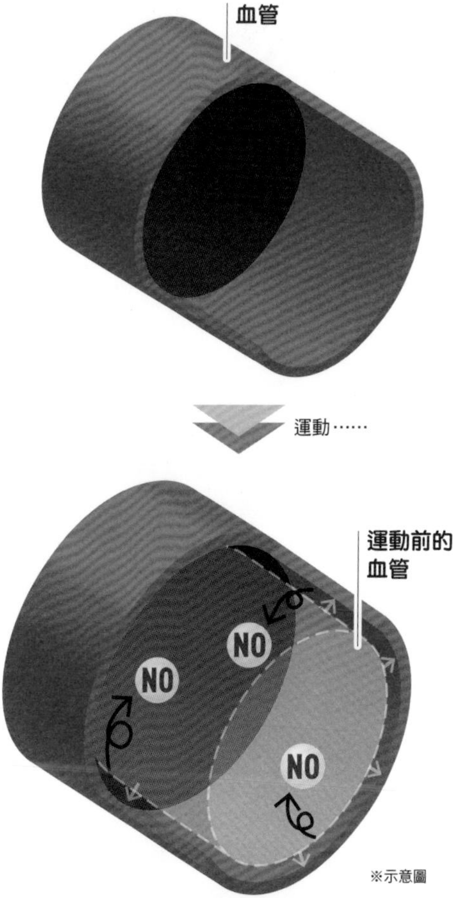

活動身體促使內膜釋放血管擴張物質

活動量不足使血流減少，導致血管變硬變細。稍微流汗的運動可以促使血管內膜釋放一種名為一氧化氮的物質，這種物質能促使血管擴張，進而讓血壓下降。

內臟功能障礙也因血管狀態不佳而引起

除了肌肉以外，身體還有其他部位也容易深受血流和血管狀態的影響。

舉例來說，肝臟和腎臟好比是密布的細小血管所構築而成的「血管團塊」。乾淨的血液順暢流至肝臟和腎臟，這些臟器便會確實發揮原本的功用，分解毒素或過濾血液。

除此之外，每天用餐後體內進行消化、吸收，也是因為血液確實循環至全身，促使腸胃積極運作才得以完成。

也就是說，一旦確認動脈硬化等造成「血管功能衰退」，代表內臟器官正處於容易受損的狀態。稍微跑一下就上氣不接下氣、反覆便祕和腹瀉，或者感到胃脹氣，這些或許都是內臟器官開始衰退的訊號。

放任血管功能衰退而不管，可能更容易導致糖尿病，而隨著血管損傷持續累積，緊接而來的將是內臟功能障礙。

舉例來說，持續高血糖狀態容易損傷腎臟的微血管，造成過濾血液的功能無法順利運作，進而導致老舊廢物堆積於血液中。一旦從糖尿病演變成腎功能衰竭，將必須每週數次到醫院進行血液透析以過濾血液。

1天1次改善血流，遠離不適症狀與疾病

高血壓、高血糖、高血脂異常是動脈硬化的危險因子，有這些異常現象的人，或者有這些潛在風險的人，通常他們的身體不適症狀都和血流、血管狀態息息相關。

「不知是不是缺乏運動或吃太多，總覺得最近身體不太舒服」的人，或許您的血管正在悄悄惡化中。

建議先1天1次，好好改善血流，找回原有柔軟且強韌的血管。

四肢冰涼與微血管減少有關

手腳四肢前端感到冰涼與麻木，這是血流減少引起的現象，血管狀態不佳或微血管減少，都會使四肢冰涼的情況惡化，這是原本溫熱血液通過的路徑產生異常現象所致。

首先，人體備有保持身體中心部溫度「核心溫度」恆定的功能。大腦、肺臟等維持生命的重要器官，全都位在身體的中心線。除此之外，負責調控體溫的自律神經沿著脊椎分布，同樣通過身體中心線。

這些器官和神經透過將核心溫度維持在37度以確保全身正常運作。相反的，如果核心溫度降低則會導致身體各項功能失靈。因此，我們的身體無論如何都會竭盡所能地維持恆定的核心溫度。

例如在極度寒冷的環境下，率先凍傷的是手指和腳趾，為的就是穩定核心溫度。人類就算失去手腳，也還能維持生命，但腦部或心臟功能如果停止，人類則會死亡。即便手腳血流不順暢，血液仍舊會朝身體中心部位匯流以保護腦部和軀幹不受寒冷侵襲。這就是為什麼手指和腳趾容易因為血流減少而產生冰涼現象的原因。

沒有身處極端環境中卻仍有手腳冰涼問題的人，建議培養增加血流量的習慣，並且積極改善微血管狀態。

手腳冰涼時，溫熱腹部和背部

順帶一說，手指和腳趾感到冰涼時，摩擦雙手或緊握暖暖包僅能溫熱末梢部位，其實沒有什麼太大的功效。

最有效的方法是戴毛帽、套上肚圍、穿上背心幫身體中心部位保暖，並且將暖暖包置於腹部、背部、腰部，藉此穩定核心溫度，如此一來，溫熱的血液自然能夠順暢流動至手指和腳趾等身體末梢部位。

血流和血管狀態也會影響免疫力

血流不順暢、血管狀態也都與免疫力下降有密切關係。

免疫力是指發現身體異常時，免疫系統致力於恢復身體正常功能的力量。舉例來說，偵測到細菌或病毒等異物入侵體內時，免疫系統發動攻擊並加以阻攔。免疫系統的主力為血液中的白血球軍團。

血流順暢時，白血球從動脈經微血管抵達身體各個角落。但血流不順暢且血管衰退時，身為免疫細胞的白血球便難以行遍全身。這樣自然無法發揮偵測異物並加以排除的功能，免疫力因此下降。

另一方面，血糖值高的人罹患感染症的風險也會隨之大幅上升。

高血糖是細菌的「美味佳餚」

入侵人類體內的細菌最喜歡葡萄糖，只要一發現葡萄糖的蹤影便立即靠近。胰島素作用變差時，血液中的葡萄糖無法確實被細胞吸收，因此呈現高血糖狀態。這對細菌來說宛如美食天堂，也是導致糖尿病患者感染疾病風險大幅上升的原因。

如先前所述，高血糖導致血流量減少，血管變得千瘡百孔，而血流不順暢和血管異常更是免疫力下降的導火線，從而增加罹患疾病的風險。

但是，重新審視飲食生活和培養運動習慣，有助於改善血液循環並讓全身的微血管都確實充滿血液。換句話說，當白血球遍布全身且正常運作，自然能夠恢復往常的免疫系統功能。

即便是糖尿病患者，也能夠透過改善生活習慣，正確使用藥物和胰島素來管理控制血糖，如此一來，既能保護微血管，亦能有效抑制症狀惡化和降低誘發併發症的風險。

結語

儘管醫學有了驚人的進步，但世上並不存在能夠醫治從高血壓到癌症等所有疾病的「萬能藥」。伸展操也是同樣的道理，最適合的伸展操類型取決於自己的目的。「不管什麼都行，只要做做伸展操，身體就會健康。」事情並非如此簡要單純。

事實上，伸展操也存在一些錯誤的操作時機，像是「跑步前進行靜態伸展，花大量時間拉伸雙腳」，或者「利用反作用力拉伸阿基里斯腱」等伴隨受傷風險的錯誤操作方法。正因為伸展操簡單又方便，更需要根據目的給予正確的處方箋指導，並且在正確的時機進行適合的伸展操項目。而這也是我在本書中最想傳遞給大家的理念。

循環系統伸展操的目的是「使血管更加柔軟強健以預防動脈硬化」、「遠離心肌梗塞和腦中風」，書中明確記載動作內容、順序和操作次數。如本書內容所說明，我們確認了身體各項數據的改善，但我們也要再三強調，這些伸展操並不具有立即減少腹部脂肪、手臂贅肉消失的戲劇性成效。即便如此，循環系統伸展操確實是一種能夠讓體內產生變化，身體變得更健康的運動。尤其對那些沒有運動習慣且體力較差的人，我敢保證循環系統伸展操的功效肯定比藥物還要好。

剛開始操作的時候，或許會有肩膀緊繃、身體疲累的感覺，但只要持之以恆，身體自然逐漸變強壯，而且還能輕輕鬆鬆完成所有動作。

當你做到這一點時，請先好好稱讚一下努力堅持下來的自己。

接下來，嘗試增加每一個動作的操作次數。

再次產生緊繃和疲累感的話，這即是身體變得更強壯的訊號。如果您能夠繼續堅持下去，5年、10年後仍舊過著一如往常，無病無痛的生活，或者身體變得更強壯而開始享受其他運動的樂趣，身為循環系統伸展操創始者的我將感到無比欣慰。

中野・詹姆士・修一

循環系統伸展操導覽

脫衣伸展操

想像脫掉T恤的動作，讓肩胛骨互相靠近

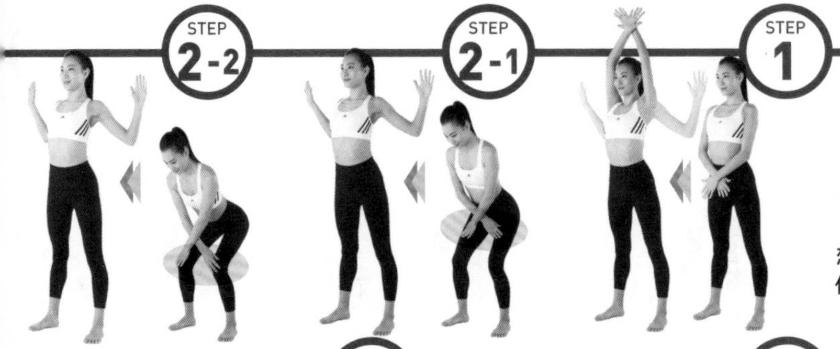

拉筋伸展操

邊移動身體重心，邊拉伸身體側面

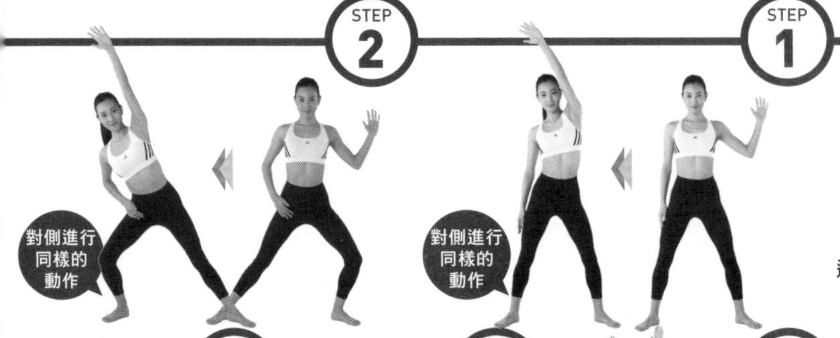

擺動伸展操

蹲踞動作搭配擺動手臂的動作

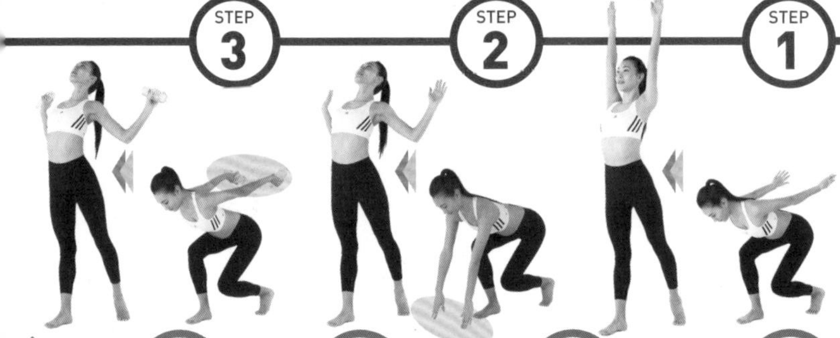

扭轉伸展操

扭轉手臂的動作，再追加蹲踞動作

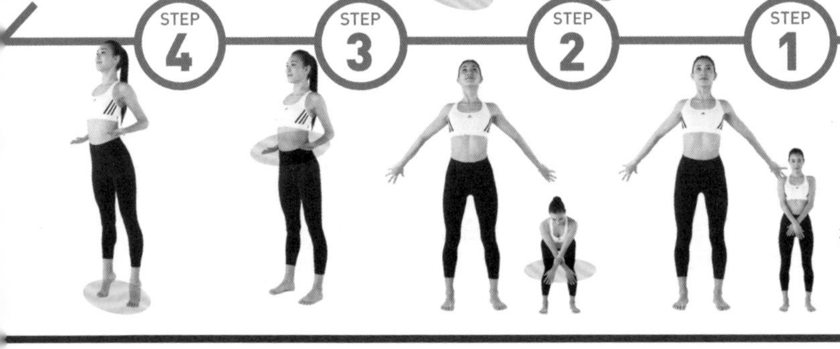

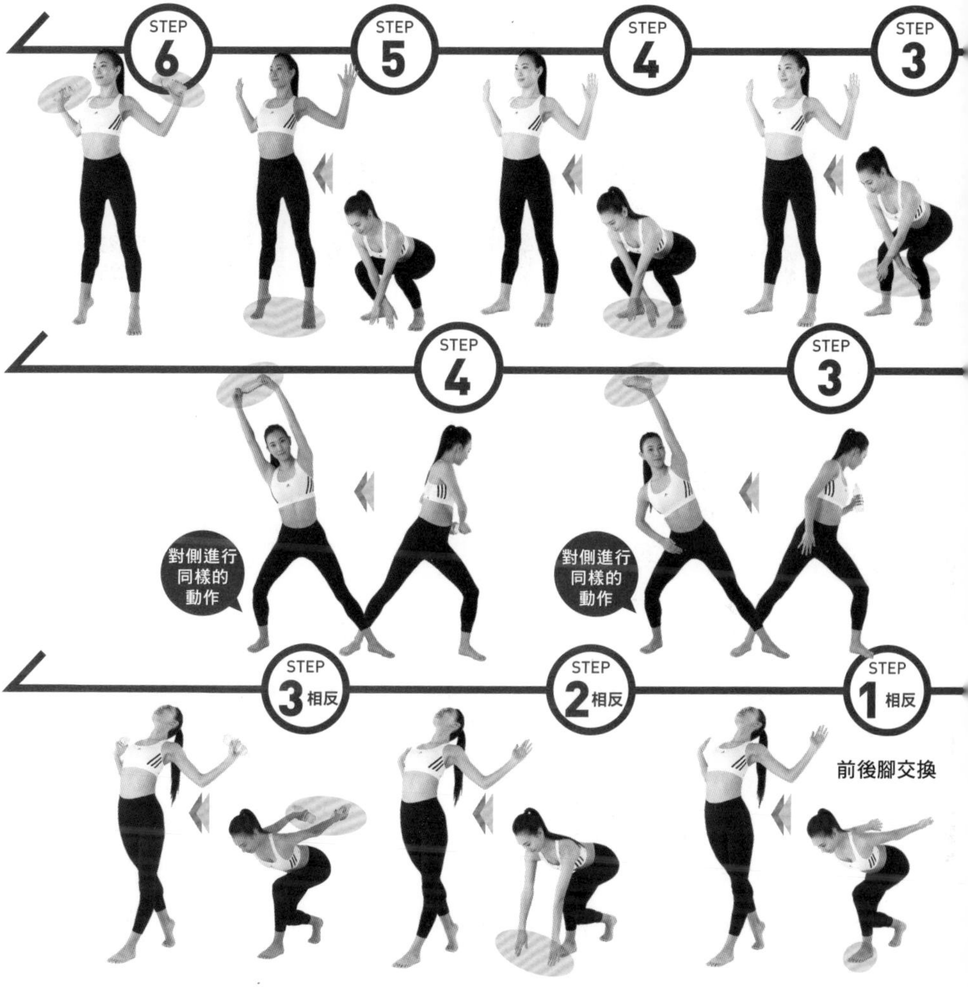

為了避免「奇怪？我接下來該做什麼動作？」

循環系統伸展操的每一個STEP都是循序漸進，逐漸加大每個動作的幅度與範圍，藉此讓血液順暢流至僵硬的肌肉，慢慢放鬆血流經過的重要部位。這種操作方式具十足效果，但剛開始操作時，難免容易搞錯動作內容與順序。因此本頁特別依序彙整伸展操的動作內容和順序，希望能對每一位讀者的日常練習有所幫助。

[作者簡介]

中野・詹姆士・修一

1971出生。美國運動醫學學會認證的運動生理學士、肌力與體能訓練師。同時也是運動動機（Sport Motivation）最高技術負責人、肌力與體能訓練師協會（PTI）代表董事。是日本少數能夠同時指導心理與身體雙方面的教練之一，不僅訓練頂尖運動員、培育青少年世代，甚至也指導中高齡的慢性病患者。自2014年起負責訓練並強化青山學院大學車站路跑接力隊的體能，並且擔任神野大地選手的個人教練，歷任多種運動項目的奧運選手體能訓練師。目前也是東京都・神樂坂會員制的個人訓練設施「CLUB 100」的技術負責人，吸引不少人前來接受訓練。

[監修簡介]

田畑尚吾

曾服務於自治醫科大學附屬埼玉醫療中心、慶應義塾大學醫學部運動醫學綜合中心、北里研究所醫院，並於2021年擔任東京奧林匹克和帕拉林匹克選手村醫療中心的內科醫師。同年10月自行開業，成立田畑診所。

10分鐘伸展操

重塑健康體態、營造舒適生活！

出　　版／楓葉社文化事業有限公司
地　　址／新北市板橋區信義路163巷3號10樓
郵政劃撥／19907596 楓書坊文化出版社
網　　址／www.maplebook.com.tw
電　　話／02-2957-6096
傳　　真／02-2957-6435
作　　者／中野・詹姆士・修一
監　　修／田畑尚吾
翻　　譯／龔亭芬
責任編輯／黃穫容
內文排版／洪浩剛
港澳經銷／泛華發行代理有限公司
定　　價／350元
出版日期／2025年2月

國家圖書館出版品預行編目資料

10分鐘伸展操：重塑健康體態、營造舒適生活！／中野・詹姆士・修一作；龔亭芬譯. -- 初版. -- 新北市：楓葉社文化事業有限公司, 2025.2　面；公分
ISBN 978-986-370-767-7（平裝）
1. 健身操 2. 運動健康 3. 血液循環
411.711　113019918